Manuka Honig für Anfänger

Das richtige Mittel zur richtigen Zeit

Manuka Honig Helden

INHALT

Haftungsausschluss

Der Inhalt dieses Buchs wurde mit großer Sorgfalt geprüft und erstellt. Für die Vollständigkeit, Richtigkeit und Aktualität der Inhalte kann jedoch keine Garantie oder Gewähr übernommen werden. Der Inhalt dieses Buchs repräsentieren die persönliche Erfahrung und Meinung des Autors und dient nur dem Unterhaltungszweck. Der Inhalt sollte nicht mit medizinischer Hilfe verwechselt werden. Für alle Dosierungsangaben und Anwendungsbeispiele wird keine Gewähr übernommen. Jede Dosierung, Anwendung oder Therapie erfolgt auf eigene Gefahr des Benutzers. Es wird keine juristische Verantwortung oder Haftung für Schäden übernommen, die durch kontraproduktive Ausübung oder durch Fehler des Lesers entstehen. Es kann auch keine Garantie für Erfolg übernommen werden. Der Autor übernimmt daher keine Verantwortung für das Nicht-Erreichen der im Buch beschriebenen Ziele. Dieses Buch enthält Links zu anderen Webseiten. Auf den Inhalt dieser Webseiten haben wir keinen Einfluss. Deshalb kann auf diesen Inhalt auch keine Gewähr übernommen werden. Die verlinkten Seiten wurden zum Zeitpunkt der Verlinkung auf mögliche Rechtsverstöße überprüft. Für die Inhalte der verlinkten Seiten ist aber der jeweilige Anbieter oder Betreiber der Seiten verantwortlich. Rechtswidrige Inhalte konnten zum Zeitpunkt der Verlinkung nicht festgestellt werden.

VORWORT

Die Kunst der Heilung

Menschen zu heilen ist eine Kunst, welche praktiziert wird, seit es die Menschheit gibt. Die Mechanismen einer Krankheit zu erkennen und sie mit den passenden Mitteln zu bekämpfen hat seit Jahrtausenden nichts von seiner Faszination - und von seiner Notwendigkeit - verloren. Auch heute tauchen immer wieder neue Krankheiten auf, für welche die Schulmedizin keinen Namen und die Pharmazie kein Mittel hat. Heute ist die Herangehensweise jedoch gänzlich anders, als in der traditionellen Naturmedizin. War es über Jahrtausende hinweg der oftmals vergebliche und manchmal sogar grausame "Versuch und Irrtum" Ansatz, welcher früher oder später zum Erfolg geführt hat, sind die Methoden heute durchweg wissenschaftlich. Ohne eine letzte Testphase kommt zwar auch heute noch kein Medikament aus. Die teilweise abwegigen Ansätze aus der Vergangenheit, wie das "Schröpfen" oder dem "Aderlass", hat man heute aber hinter sich gelassen.

Zivilisationskrankheiten auf dem Vormarsch

Die moderne Medizin konnte viele schlimme Krankheiten ausmerzen: Die Pest, das Fleckfieber, die Tuberkulose, die Tollwut und viele andere Seuchen, die noch vor wenigen Jahren enorme

Tribute unter der Bevölkerung gefordert haben, sind heute ausgerottet oder gut unter Kontrolle. Das hat zwar auch Nebeneffekte - mit dem Ausrotten der Tollwut ist beispielsweise die Population der Füchse enorm angestiegen - im Großen und Ganzen kann die Schulmedizin aber stolz auf das Geleistete sein.

Dennoch: Auf den Erfolgen ausruhen darf man sich nicht. Denn mit den Erfolgen der Pharmazie und dem modernen Lebensstandard traten neue, bis dahin völlig unbekannte Krankheiten auf den Plan. Unter der Bezeichnung "Zivilisationskrankheiten" entstehen immer wieder neue Leiden, die eigentlich vermeidbar wären. Um es ganz klar zu sagen: Die dominierenden Krankheiten von heute sind so vermeidbar wie hausgemacht. Der unnatürliche Lebensstil des modernen Menschen mit seiner Bewegungsarmut und seiner viel zu hohen Aufnahme von Kalorien, verkürzen die Leben Vieler ohne dass es notwendig wäre. Damit wird das Aufkommen der sogenannten "Zivilisationskrankheiten" wie Diabetes Typ 2, Herz-Kreislauf-Erkrankungen oder Rückenleiden zum Symbol unserer Entfremdung von der Natur. Sitzende Tätigkeiten auf der Arbeit - und anschließendes Fernsehen auf der Couch ist für viele der normale Alltag. Auch wenn man heute den Typ 2 Diabetes mit Medikamenten behandeln kann - ein gesunder Lebensstil mit ausreichend Bewegung und einer bewussten, gesunden Ernährung würde den gleichen Effekt haben. Darüber hinaus würde auch die gefühlte Lebensqualität steigern, wenn nicht das Hamsterrad der Verpflichtungen die meisten in ihrem gewohnten Trott eisern festhält. Im Gegensatz zu unserem bequemen Lebensstil von heute, hat der Höhlenmensch vor 5000 Jahren noch jeden Tag 42 Kilometer zu Fuß zurückgelegt, um sich seine Nahrung zu beschaffen. Das ist zwar auch nicht gerade ideal - was den Kontakt zur Natur angeht, können wir uns einen solchen Zustand heute kaum noch vorstellen. Und Diabetes kannte der Höhlenmensch nicht. Wir leben zwar so komfortabel, sicher und planbar wie noch nie - der Preis ist jedoch hoch: Mit unserer Distanzierung von der Natur haben wir nicht nur das wichtige Training unseres Immunsystems verloren - wir nehmen auch nicht mehr an den Wundern der Schöpfung teil und rauben uns damit ein wichtiges Stück Lebenssinn und -qualität.

Sauberes Leben - schwaches Immunsystem

Die sanitären Möglichkeiten von Heute tun ihr Übriges: Einerseits leisten Spülklosett, Kanalisation mit Kläranlage, Dusche und moderne Pflegemittel enorme Beiträge gegen Infektionskrankheiten. Andererseits wird das Immunsystem des Menschen durch diese neuen Errungenschaften wesentlich weniger beansprucht. Der menschliche Körper ist aber leider so konzipiert, dass das, was nicht gebraucht wird, verkümmert. Menschen mit genetisch bedingt geschwächtem Immunsystem leiden besonders darunter: Permanente, heftige Erkrankungen können so genau der gegenteilige Effekt sein, welcher sich eigentlich von der verbesserten Hygiene versprochen wurde. Man möchte die hygienisch sauberen Zustände von heute nicht missen. Aber die keimfreie Sterilisation bei jedem Hausputz hat eben auch seine Kehrseite: Neben der Schwächung des Immunsystems sind auch die Allergien auf dem Vormarsch. Dies nicht zuletzt durch zu viel Synthetisches bei Nahrung und bei der Hygiene.

Ganz abgesehen davon: Die Bakterien und Viren lassen sich nicht so ohne weiteres ausrotten. Die Evolution ist bei den kleinen Plagegeistern besonders gut zu beobachten: Durch die rasante Generationenfolge entwickeln Bakterien und Viren immer neue Resistenzen, gegen welche die moderne Pharmazie zunehmend machtlos wird.

Allergien als Begleiterscheinung

Das geschwächte Immunsystem des zivilisierten, modernen Menschen ist eine direkte Folge des übermäßigen Gebrauchs von Desinfektionsmitteln und Ausmerzung aller potentiellen infektiösen Bedrohungen in der Umgebung und in der Nahrung. Es gibt Theorien darüber, dass beispielsweise der früher alltägliche Wurmbefall von Menschen keineswegs so schädlich war, wie man stets geglaubt hat. Darm- und Spulwürmer sind zwar lästig - es sieht aber so aus, als hätten diese kleinen Mitbewohner ihren Platz in der Evolution eingenommen, indem sie den Körper gegen Allergien resistent gemacht haben. Noch sind dies nichts als Theorien, die ersten Versuche in der Praxis liefern aber erstaunliche Ergebnisse: Schwerste Allergiker, die vormals nicht in die Nähe von Blumen gehen durften, konnten nach einer kontrollierten Impfung mit harmlosen Darmwürmern Gewächshäuser betreten und an den frischen Rosen riechen. Was früher zu Erstickungsanfällen geführt hätte, war plötzlich harmlos und eine Steigerung der Lebensqualität. Natürlich wünscht sich niemand die kleinen Plagegeister wieder zurück. Jedoch sollte die einstmals ausschließlich parasitäre Betrachtungsweise der Würmer neu überdacht werden. Wohlmöglich war die Beziehung zwischen Wurm und Mensch weitaus symbiotischer, als man immer angenommen hat.

Sollte dies der Fall sein, ist die Neubewertung des Menschen in seinem Umfeld insgesamt angezeigt. Die Haltung, die Natur auszugrenzen und sie sich nur in kontrolliertem, begrenzten Maß an sich heran zu lassen, ist an sich schon fatal. Wir sind ein Teil der Natur, ob wir es wollen oder nicht.

Die Natürlichkeit des Menschen

Wir sind ein Teil der Natur. Wir kommen auf eine natürliche Art zur Welt und wenn wir sterben, zerfallen wir wieder in natürliche Bestandteile. Die Differenzierung zwischen "Natürlich" und

"Künstlich" - und die Bevorzugung einer "künstlichen" gegenüber einer "natürlichen" Umgebung hat nicht nur biologische Folgen. Es ist vor allem die Seele, die unter der Entkoppelung von ihren natürlichen Ursprüngen leidet. Die Kraft aus der Ruhe, welche einem nur die Natur geben kann, ist heute für viele eine geradezu fremdartige Erfahrung. Das Sitzen auf einer Wiese, die Stille des Waldes, das Plätschern eines Baches, das Glitzern eines Sees - wer hat heute noch die Zeit und die Muße, sich diese Erfahrungen zu geben? Dabei ist die Sehnsucht durchaus vorhanden, sonst würden wir uns nicht die Wohnungen und Büros mit romantischen Naturfotografien voll hängen.

Es will natürlich niemand in die Höhlen oder auf die Bäume zurück. Die warmen, sauberen, sicheren und komfortablen Wohnungen von heute sind eine zivilisatorische Errungenschaft, auf die niemand mehr verzichten möchte. Es spricht aber nichts dagegen, der Natur wieder einen wesentlich größeren Raum im Leben einzuräumen, als es heute üblich ist. Doch so, wie wir es heute mit der Domestizierung der Natur machen, kann es nicht weiter gehen. Der unglaublich heiße Sommer von 2018 gilt in der Fachwelt nur als Vorbote von dem, was noch kommen wird. Es ist höchste Zeit, gegenzusteuern, wenn wir in 100 Jahren noch einen Planeten haben wollen.

Was als enorme Hitze- und Trockenperiode für lange Zeit im Gedächtnis bleiben wird, ist nur ein Symptom von vielen, mit denen unsere Abkehr von der Natur zunehmend zum Fluch wird. Wir haben seit 1990 75% aller Insekten verloren. Neben den Bestäubern für Blüten haben die Vögel auch einen Großteil ihrer Nahrungsquellen eingebüßt. Ist es nicht zu viel, was wir für den billigen Nahrungsmitteln und den Bequemlichkeiten der Gegenwart opfern?

Was spricht also dagegen, den Rasen vor und hinter dem Haus nicht mehr auf die üblichen 3 Zentimeter zu kürzen sondern einfach mal wachsen und blühen zu lassen? Für Schmetterling und Käfer wäre das eine Wohltat und könnte dem alarmierenden Trend entgegen wirken. Dies wäre ein kleiner aber signifikanter Beitrag zum Erhalt und Rettung der Natur. Mit Müllvermeidung und intelligenter Nutzung von Ressourcen kann jeder einzelne noch sehr viel mehr tun. Aber dafür ist ein neues Bewusstsein mit ganz neuen Prioritäten notwendig: Qualität im Leben, Bewusstsein, Konsum und auch Heilung statt ungehemmten Konsum der vorgefertigten, billigen Massenware. Das ist es, was uns wieder in ein glücklicheres Leben führen kann.

Neue Ansätze für ein besseres Leben

Was wir brauchen, ist eine veränderte Wahrnehmung der Natur. Alles hat seinen Platz. Die Nahrungskreisläufe und gegenseitigen Abhängigkeiten der einzelnen Organsimen sind seit Jahrmillionen gewachsen. Es liegt daher auf der Hand, dass alles ins Chaos abgleitet, wenn wir diese Kreisläufe und Abhängigkeiten aufbrechen und unserer eigenen Bequemlichkeit unterordnen zu versuchen. Was erforderlich ist, ist ein grundsätzlich anderes Verständnis und Interesse an der Natur. Die Natur ist nicht die Quelle von lästigen Plagegeistern, nutzlosem Unkraut und unbekannten Gefahren. Die Natur ist unser Zuhause, das wir uns mit allen auf Erden lebenden Organismen teilen. Was wir brauchen, ist Wissen und Verständnis, wie alles miteinander zusammen hängt - und wie wir diese Zusammenhänge für uns nutzen können. In diesem Punkt war die Menschheit schon einmal wesentlich weiter.

Naturmedizin ist keine "alternative Heilmethode"

Auch wenn es die Schulmedizin mit angeschlossener Pharma-Industrie es uns anders weismachen möchte: Die Heilkunst ist wesentlich älter, als die Entdeckungen der modernen Chemie. Es gab zu allen Zeiten und in allen Ursprüngen der Menschheit stets den Heilkundigen, welcher sich nicht mit den Folgen aus Krankheit und Verletzung abfinden wollte. Gleichgültig ob in den Tiefen des Amazonas oder in den weiten Steppen Sibiriens - die Quelle für die Heilmittel war immer die umgebende Natur. Dieser Schatz ist uns leider zum größten Teil verloren gegangen. Teils ist das Wissen durch ignorante Eroberer und Missionare einfach verschwunden, indem die Stämme und Kulturen in welches es gewachsen war, vernichtet wurden. Medizinmänner, Kräuterfrauen und andere Heilkundige wurden vielerorts als Hexer diffamiert und sind am Strang oder dem Scheiterhaufen geendet. Heute ist es jedoch viel schlimmer: Das Wissen zu verlieren ist schlimm genug - wir setzen mit der Verschmutzung und Vernichtung der Umwelt aber alles daran, die Urquellen von Heilung und Genesung zu verlieren. Mit jedem gerodetem Hektar Regenwald verschwindet ein Ökosystem mit einer schier unübersehbaren Artenvielfalt - und all ihren Möglichkeiten. Das ist mehr als fatal. Einmal ausgerottet, steht ein Tier, Pilz oder Pflanze für alle Zeiten und allen kommenden Generationen nicht mehr zur Verfügung.

Die Natur bietet für nahezu jede Krankheit ein passendes Gegenmittel. Die Bezeichnung "Unkraut" ist daher irreführend: Ebenso wie es für jede Krankheit ein passendes Gegenmittel aus der Natur gibt, hat jede Pflanze den einen oder anderen Nutzen für den Menschen, auch wenn dieser vielleicht noch nicht entdeckt wurde. Die Natur bietet weitaus mehr als Kamille und Minze für wohltuende Tees bei Erkältungen. Mit Ginseng, Maca und Manuka sind nur drei Beispiele für Naturheilmittel genannt, die eine ganze Fülle an heilsamen Kräften entfalten können. Auch der Honig ist weitaus mehr, als nur ein süßer Brotaufstrich.

Honig als traditionelles Heilmittel

Honig ist ein Produkt, welches von Bienen produziert wird. Die

Bienen sammeln Pollen und verdauen ihn zu dem zuckerhaltigen Saft, mit dem sie ihre Larven füttern.

Larven sind schwache und wehrlose Geschöpfe. Sie bestehen aus Proteinen, die von einer sehr dünnen Haut umhüllt sind. Jeder Pilz und jedes Bakterium findet auf einer Larve ideale Wachstumsbedingungen. Darum ist die absolute Sauberkeit ein Muss in jedem Bienenstock. Das gilt für die Behausung ebenso wie für die Nahrung. Es liegt daher auf der Hand, dass die Nahrung für die Larven nicht nur keimfrei ist, sondern sogar antiseptische Wirkung hat. Und diese antiseptische Wirkung macht sich der Mensch schon seit vielen hundert Jahren zunutze.

Honig war zunächst ein willkommener Zuckerlieferant. Der Zucker in der reinen Form, wie wir ihn heute kennen, ist noch keine 200 Jahre ein Bestandteil der täglichen Nahrung. Um etwas "Süßes" zu bekommen, mussten die Menschen früher lange anstehen oder viel Geld bezahlen. Der Honig war praktisch die einzige einigermaßen erschwingliche Quelle für diese energiereiche Nahrung.

Doch die heilsame Wirkung des Honigs wurde schon schnell bemerkt. Ob Magenleiden, Halsbeschwerden, Bluthochdruck oder Schürfwunden - das Honigglas war Jahrhunderte lang ein fester Bestandteil der Hausapotheke. Entsprechend lange ist die Imkerei ein Handwerk, welches krisensicher war und immer weiterentwickelt wurde. Von den Entdeckungen und

Errungenschaften der Imker profitieren wir bis heute.

Die Wirksamkeit des Honigs ist auf eine gelöste Chemikalie zurück zu führen, welche tatsächlich auch als Desinfektionsmittel und zur Haarbleiche eingesetzt wird. Das Wasserstoffperoxid entsteht im Honig auf natürliche Weise. Es ist ein Wirkstoff gegen Erreger aller Art und greift sie auf direkten, chemischen Weg an. Das Wasserstoffperoxid wirkt antibiotisch als freies Radikal, welches die Erreger quasi tot-oxidiert bzw. verbrennt. In hoch konzentrierter Form wird Wasserstoffperoxyd als Bleichmittel und zur Flächendesinfektion verwendet. In der reinen Form taugt es sogar als Raketentreibstoff. In Honig kommt der Stoff selbstverständlich nur in extrem verdünnter Form vor. Dennoch reichen die Bruchteile von Prozent aus, um dem Honig eine bereits gute antibakterielle Wirksamkeit zu geben. Das macht ihn vor allem bei Hals-Rachen Erkrankungen und als Wundauflage seit Jahrhunderten zu einem beliebten Heilmittel.

Propolis - das unbekannte Geschenk

Neben dem Honig und dem Wachs haben die fleißigen Bienen noch ein drittes Produkt, welches der Mensch zu Nutzen gelernt hat. Die Propolis ist eine dem Wachs ähnliche Substanz, die jedoch gänzlich andere Eigenschaften hat.

Über die Notwendigkeit von maximaler Sauberkeit im Bienenstock wurde schon geschrieben. Die Bienen putzen und räumen deshalb permanent ihren Stock auf. An den Ausgängen des Stocks befinden sich deshalb stets regelrechte Müllhalden, bestehend aus Schalen, Blättern, toten Bienen und getöteten Eindringlingen. Leider kann die gezähmte europäische Honigbiene noch nicht in gleicher Weise mit der gefürchteten Varrora-Milbe verfahren.

Es kann aber vorkommen, dass ein Fremdkörper in den Bienenstock eindringt, den die Bienen nicht entfernen können. Bohrt sich beispielsweise ein Ast während eines Sturms in die Behausung ein, dann sind die Bienen machtlos. Doch die Evolution hat ihnen für diese Fälle einen hervorragenden Trick beigebacht: Sie überziehen den Fremdkörper mit einer antiseptischen Substanz, so dass von ihm keine Infektionsgefahr mehr ausgehen kann. Das ist die Propolis.

Die Imker haben den Nutzen der Propolis früh erkannt. Sie hat die heilsamen Kräfte des Honigs in konzentrierter Form und das kann sich der Mensch zu Nutze machen. Neben der Gewinnung von Honig und Wachs, haben findige Imker deshalb auch die Propolis als Einnahmequelle entdeckt. Dazu wird einfach ein Stock oder ein Netz in den Bienenbau eingehängt. Nach einigen Tagen ist der Fremdkörper vollständig von Propolis überzogen. Die wachsartige Substanz wird abgekratzt und für Salben, Seifen und andere Produkte weiterverwendet.

Honig und Propolis 2.0: Manuka

Die Manuka bzw. die Südseemyrte oder der neuseeländische Teebaum war den Maori, den neuseeländischen Ureinwohnern, schon lange als Heilpflanze bekannt. Aus den Blättern und der Rinde wurde Sud und Tee gekocht und gegen Magenschmerzen und andere Leiden eingesetzt. Aufgrund ihrer in ihrem Heimatland massenhaften Verbreitung wurde sie jedoch von den ersten europäischen Siedlern vor allem als Unkraut angesehen. Erst als die Ziegen und Schafe durch das Knabbern an den Manuka-Blättern wesentlich kräftiger und widerstandsfähiger wurden, erkannte man allmählich den Nutzen der Pflanze an.

Ihren Durchbruch als Heilpflanze erlebte die Manuka bei den Westeuropäern aber erst, als die Heilkraft von Manuka-Honig und Manuka Propolis entdeckt wurde. Manuka-Honig, also der überwiegend aus der Südseemyrte gewonnene Bienenprodukt, war so etwas wie die Hochzeit im Himmel. Den Maori war die professionelle Nutzung der Honigbiene ebenso unbekannt, wie es der Nutzen der Manukapflanze den Neusiedlern aus Europa war. Doch die fleißigen Bienen scherten sich nicht um die Belange der Menschen und begannen, alles an vorgefundenen Blüten zu Honig zu verarbeiten. Wieder waren es zunächst die Ziegen und Schafe, welche die Heilkraft des Honigs für sich zu nutzen wussten. Erst als sich die Tiere mit diesem unbekannten, dunklen und ein wenig bitter schmeckender Honig geradezu prächtig entwickelt haben, trauten sich auch Imker und Züchter an das neue Produkt heran.

Der Erfolg war phänomenal. Geschmacklich ist der hoch konzentrierte Manuka-Honig zwar etwas gewöhnungsbedürftig. An seiner heilsamen Wirkung bestand aber von Beginn an keinen Zweifel. Von da an war es nur noch ein kleiner Schritt, bis auch die Propolis mit Manuka-Zusatz auf ihre Wirksamkeit untersucht wurde.

Die Natur heilen lassen

Die Wirksamkeit von Manuka Honig und Manuka Propolis unterscheidet sich grundsätzlich von der Herangehensweise der modernen Medizin. Die in der Pharmazie verwendeten Antibiotika sind Proteine, die vorwiegend aus Schimmelkulturen gewonnen werden. Sie wirken in unterschiedlicher Weise auf die Bakterien. Meist blockieren sie Rezeptoren oder wirken direkt als Zellgift gegen bestimmte Typen von Erregern. Das Problem bei diesem Ansatz ist, dass sie nur von zeitlich begrenzter Wirkung sind und zudem meistens eine hoch spezifische Wirksamkeit haben. Die Bakterien passen sich an und werden mit der Zeit resistent gegen die biologischen Antibiotika.

Der Wirkstoff im Manuka Honig und Manuka Propolis ist jedoch kein Protein, sondern eine natürlich entstandene Chemikalie. Das "Methylglyoxal" wird in den Mägen der Bienen beim Verdauen der Manuka-Pollen gebildet. Wie genau Methylglyoxal zur Heilung und Stärkung eines Körpers beiträgt, darüber wird alleine in

Deutschland bei zwei renommierten Instituten intensiv geforscht. Bei den Universitäten zu Bonn und zu Dresden haben sich Lehrstühle eingerichtet, die sich ausschließlich mit diesem Thema beschäftigen. Bislang wurde festgestellt, dass Manuka-Honig und Manuka-Propolis mit seinem enthaltenen Methylglyoxal auf zwei Arten wirkt:

- Stärkung des Immunsystems

- Direkte Bekämpfung von Erregern

Beide Ansätze machen das Methylglyoxal, das in nennenswerter Konzentration ausschließlich im Manuka-Honig vorkommt, zu einem wirksamen Breitband-Antibiotikum. Im Punkt "Stärkung des Immunsystems" müssen die traditionellen Breitband-Antibiotika nämlich ordentlich Abstriche hinnehmen: Bei übermäßiger Einnahme der Antibiotika töten sich die Patienten häufig die gesamte Darmflora ab, so dass sie massive Probleme mit der Verdauung bekommen.

Hinzu kommt, dass die traditionellen Antibiotika gegenüber Viren machtlos sind. Doch Manuka Honig scheint sogar gegen diese kleinen Erreger eine mächtige Waffe zu sein. Noch ist nicht ganz klar, ob das Methylglyoxal die Viren direkt angreifen kann oder ob dies über das angeregte Immunsystem funktioniert. Dass mit der Einnahme oder dem Auftragen von Manuka Honig auch virale Erkrankungen bekämpft werden können, darüber besteht heute kein Zweifel mehr.

Diese Doppelstrategie des Methylglyoxals im Manuka Honig ist es, welches allmählich die Zweifel der Schulmedizin gegenüber diesem Naturheilmittel auflöst. Noch wird er vorwiegend bei relativ leichten Behandlungsformen wie der Erstversorgung von Brand- und Schürfwunden in Krankenhäusern eingesetzt. Doch die Forschung geht weiter.

Manuka Honig als Naturheilmittel

Die Kombination aus Manuka Pollen und Honig existiert noch nicht sehr lange. Es waren die professionellen Imker aus Europa, welche die traditionelle Heilpflanze der Maori auf diese Weise nutzen konnten. Dennoch ist Manuka Honig ein reines Naturheilmittel. Lediglich der medizinisch verwendete "Medihoney" gilt heute nicht mehr als natürliches Heilmittel. Um wirklich zur Wundbehandlung tauglich zu sein, muss der Manuka Honig sterilisiert werden. Dafür wird harte Gamma-Strahlung eingesetzt. Das Ergebnis ist zwar ein hoch wirksames Desinfektionsmittel für Wunden. Jedoch ist dieser Honig kein Naturheilmittel mehr.

Manuka Honig erfreut sich global größter Beliebtheit. Wo die Nachfrage hoch ist, da steigen die Preise. Es ist daher eine unvermeidliche Konsequenz, dass Fälscher und Nachahmer versuchen, sich am Profit zu beteiligen. Das Problem mit dem

Manuka Honig ist seine Verfügbarkeit. Die Südseemyrte wächst zwar in Neuseeland und in der Südspitze Australiens wirklich wie Unkraut. Im Rest der Welt ist ihre Domestizierung aber eine enorme Herausforderung. Hierzulande ist es bereits eine große Kunst, den Manuka-Samen überhaupt zum Keimen zu bewegen. Wenn dann aber doch ein Pflänzchen tatsächlich seinen Kopf aus dem Humus gestreckt hat, dann braucht es lebenslange Pflege. Denn Manuka ist leider nicht winterhart und ist in Europa und Asien zum Dasein als Topfpflanze verdammt. Ein professioneller Anbau von Südseemyrte nebst Herstellung von Manuka Honig ist damit außerhalb Neuseelands kaum umsetzbar.

Es gibt zwar heute Zertifikate und Labels, mit welchen sich ein "echter" Manuka-Honig identifizieren lässt. Die hohe Nachfrage und die Knappheit des Angebots lassen jedoch die Preise für den echten Manuka-Honig enorm steigern. Bis zu 200 Euro pro Glas sind durchaus möglich, abhängig von der Menge und der Konzentration von Methylglyoxal.

Das richtige Mittel

Manuka-Honig ist ein weitestgehend nebenwirkungsfreies Naturheilmittel, welches als Breitband-Antibiotikum und für viele andere Erkrankungen eingesetzt werden kann. Er kann nur auf natürlichem Weg gewonnen werden. Der Einsatz von Pestiziden würde den Honig sofort verderben. Man kann also bei echten

Manuka-Honig zu Recht davon ausgehen, dass man seinem Körper nur Gutes tut. Ausgenommen sind hierbei lediglich Kleinkinder und Diabetiker. Kinder unter einem Jahr sollten ohnehin keinen Honig zu sich nehmen. Diabetiker können durch das Methylglyoxal eine gesteigerte Schmerzempfindlichkeit erhalten. Abgesehen von diesen beiden Fällen ist Manuka Honig wegen seiner antibiotischen, antiseptischen und immunstärkenden Wirkung genau das Mittel, was uns "zurück zur Natur" bringen kann. Neben der gefühlten Verbesserung der Lebensqualität fördert die Forschung permanent neue Erkenntnisse zum Manuka Honig zu Tage, die weit reichende Hoffnungen wecken können. Es bleibt also spannend rund um den Manuka Honig.

MANUKA HONIG

Traditionelles Heilmittel aus Neuseeland

Manuka ist ein Heilmittel, welches von den neuseeländischen Ureinwohnern bereits seit Jahrhunderten genutzt wird. Als Honig wird es erst seit wenigen hundert Jahren hergestellt. Wie sein Name schon sagt, handelt es sich bei Manuka Honig um ein Erzeugnis einer Biene. Tatsächlich ist nicht die Biene der Urheber der einzigartigen Wirkung von Manuka Honig, sondern der Pollen, mit dem sie ihn herstellt. Die Manuka ist der neuseeländische Teebaum oder die Südseemyrte. Dieses buschartige Gewächs ist an sich schon für seine Heilwirkung gut bekannt. Zu Honig verarbeitet, vervielfacht es aber seine Wirkung.

Bekannte Heilkraft wissenschaftlich belegt

Die Heilkraft von Manuka wurde lange Zeit ins Reich der Sagen und Legenden verschoben. Er machte damit lange Zeit keinen

Unterschied zu den vielen anderen Naturheilmitteln, die von der klassischen Medizin schlichtweg angezweifelt oder bestenfalls ignoriert wurden. Da sich seine Wirksamkeit aber nicht wirklich widerlegen ließ, geriet er schließlich doch in den Fokus des wissenschaftlichen Interesses. Mit der Universität Bonn und der TU Dresden haben sich bereits zwei renommierte, deutsche Institute des Manuka Honigs angenommen. Im Ergebnis sind sich beide Forschungseinrichtungen einig: Manuka Honig hat definitiv eine enorm heilsame Wirkung. Es konnte sogar die Substanz festgestellt und isoliert werden, welche als Ursache für die Heilkraft von Manuka Honig gilt.

Wunderstoff Methylglyoxal

Honig an sich ist auch hierzulande schon seit Jahrtausenden ein bekanntes Heilmittel. Seine Wirkung bezieht der heimische Honig aus Vitaminen, Säuren und Wasserstoffperoxyd. Alle Substanzen dienen der Bekämpfung von Mikroben oder stärken das Immunsystem. Manuka Honig hat aber noch diesen Zusatzstoff, mit dem es besonders aggressiv gegen unerwünschte Bakterien vorgehen kann. Wie genau die Wirkung von Methylglyoxal ist, darüber wird noch fleißig geforscht. Die eine Theorie geht davon aus, dass Methylglyoxal die Zellwände schädigt. Eine andere Theorie vermutet, dass es die Zellteilung verhindert. Dass Methylglyoxal aber hochwirksam gegen Bakterien ist, das ist inzwischen unbestritten. Und das schönste daran ist: Die Verabreichung von Manuka Honig ist so gut wie frei von Nebenwirkungen.

Wirksamkeit von Manuka-Honig

Manuka Honig ist ein Heilmittel, welches sowohl für innere als auch für äußere Beschwerden eingesetzt werden kann. Seine Wirkung ist in erster Linie antibakteriell. Er wird auch von der Fachmedizin inzwischen als Breitband-Antiseptikum eingesetzt. Im Gegensatz zu traditionellen Antibiotika entwickeln sich bei der Verabreichung von Manuka Honig bei den Erregern keine Resistenzen. Das weckt gegenwärtig massive Hoffnungen gegen den gefürchteten, multiresistenten Krankenhaus-Keim. Hier läuft die Forschung auf Hochtouren. Gegenwärtig wird Manuka aber hauptsächlich bei innerlichen Infekten im Verdauungstrakt und Atemwegen eingesetzt. Äußerlich hat sich Manuka bei der Wundbehandlung und bei Akne enorm bewährt. Vor allem in der klinischen Wundversorgung setzten Verbände mit Manuka-Honig regelrecht neue Standards.

Von den Maoris nach Deutschland

Manuka Honig wird ausschließlich in Neuseeland und in der südlichen Spitze von Australien gewonnen. Im Heimatland Neuseeland ist die Südseemyrte ein weit verbreitetes Gewächs, das häufig in der freien Natur vorkommt. Aufgrund des großen

Erfolgs von Manuka Honig wird sie inzwischen auch professionell in Plantagen angebaut.

Es gibt unterschiedliche Sorten von Manuka Honig. Sie unterscheiden sich hauptsächlich durch ihren Gehalt an Methylglyoxal. Je stärker die Konzentration des Wirkstoffs ist, desto herber schmeckt der Honig auch. Der stärkste Manuka-Honig hat eine Konzentration von ca. 800 mg/kg. Das ist fast ein ganzes Gramm reines Methylglyoxal auf einem Kilogramm Honig. Vielen ist diese starke Konzentration bereits geschmacklich zu viel. Jedoch ist so starker Honig alles andere als etwas, das man sich aufs Frühstücksbrötchen schmiert. Es ist und bleibt ein hohes wirksames Arzneimittel, das auch etwas bitter schmecken darf.

Studien zu Manuka Honig

Dass es sich bei der Wirksamkeit von Manuka Honig keineswegs um ein geschicktes Marketing für gewöhnlichen Brotaufstrich handelt, belegen zahlreiche wissenschaftliche Studien. Selbst das äußerst kritische Nachrichtenmagazin "Der Spiegel" beschreibt in einem Artikel vom 28.09.2016 die Wirksamkeit von Manuka Honig. Die renommierte Zeitschrift zitiert in diesem Artikel eine klinische Studie aus den USA: Die University of Portsmouth untersuchte unter der Leitung von Dr. Somadina Emineke die Wirksamkeit von Manuka Honig gezielt gegen die Erreger "Escherichia coli" und "Proteus mirabilis". Beides sind Auslöser von Infektionen der

Harnwege und entsprechend schwierig zu bekämpfen. Zwar handelte es sich hierbei nur um eine Laborstudie, bei denen die Erreger auf Petrischalen angezüchtet und anschließend bekämpft wurden. Dennoch war die Wirksamkeit von Manuka bereits hier sichtbar: Nach 48 Stunden waren bei jedem Durchgang der Testreihe bis zu 70% der Erreger verschwunden. Deren Ergebnisse sind in einem Artikel vom "Journal of Clinical Pathology" am 30.11.2015 veröffentlicht worden. Als Anwendung wird dennoch bereits der Manuka-Honig als Desinfektionsmittel für Katheter vorgeschlagen.

Die zentrale Forschungsstelle für den Manuka-Honig findet sich in Deutschland in Dresden. Das Team um Professor Dr. Henle von der TU Dresden hat sich um die Erforschung von Manuka-Honig einen international anerkannten Namen gemacht. Er war es, der das Methylglyoxal isolieren und für die Wirksamkeit gegen Infektionen identifzieren konnte.

Auch konnte bereits die antivirale Wirkung von Manuka Honig bewiesen werden. Das ist ein entscheidender Vorteil gegenüber Antibiotika. Diese traditionellen Präparate wirken leider nur gegen Bakterien, und das immer schlechter. Die aus Schimmelpilzen gewonnenen Waffen gegen Bakterien werden allmählich stumpf. Die Bakterien haben gegen viele Wirkstoffe Resistenzen gebildet, so dass ihre Bekämpfung immer schwieriger wird. Das

Methylglyoxal von Manuka Honig wirkt jedoch anders als Antibiotika. Es ist zwar ebenso tödlich für die Krankheitskeime, jedoch unterscheidet sich sein Ansatz von dem der Antibiotika. Wie Methylglyoxal genau gegen Bakterien und Viren funktioniert, darüber wird jedoch noch geforscht.

Allerdings ist die Wirksamkeit von Manuka-Honig etwas eingeschränkt. Er wirkt nachgewiesenermaßen bei Infektionen aller Art - solange der Infektionsherd direkt mit dem Wirkstoff erreicht werden kann. Das ist bei äußerlichen Anwendungen oder Erkrankungen im Magen-Darm-Trakt auch relativ problemlos umsetzbar. Anders sieht es bei tiefsitzenden Infektionen aus, die nur über die Blutbahn erreicht werden können. Dazu zählen beispielsweise Lungenenzündungen oder Bronchitis. Hier kann Manuka zwar helfen die Symptome zu lindern und den Heilungsprozess indirekt zu beschleunigen. Seine volle Wirksamkeit, wie es bei Magen-Darm-Erkrankungen oder Hautproblemen hat, kann es bei diesen Erkrankungen nicht ganz ausspielen.

Die Südseemyrte als Rohstoffquelle für Manuka Honig

Die Südseemyrte wird auch "Neuseeländischer Teebaum" genannt. Es ist ein buschartiges Gewächs, welches eine Höhe durchschnittlich vier Metern erreicht. Unter idealen Bedingungen kann die Südseemyrte sogar eine Höhe von bis zu 15 Metern erreichen.

Die Blätter laufen herzförmig spitz zu und sind durchaus dornenartig. Die Pflanze gilt als sehr robust und genügsam. Sie gedeiht auf fast jedem Boden. Jedoch bevorzugt die Südseemyrte lockere Erde mit Anteilen von Quarzsand. Wobei sie jedoch recht anspruchsvoll ist, ist die Bewässerung. Der neuseeländische Teebaum reagiert sowohl gegen eine Durchtrocknung empfindlich, als auch gegen Staunässe. Der Boden muss locker sein, so dass er gut mit frischem, kalkarmen Wasser durchfeuchtet werden kann. Das macht die Anzucht im heimischen Garten etwas trickreich.

Die Südseemyrte wächst als Gartenpflanze recht langsam. In der freien Natur ihrer angestammten Heimat ist es umgekehrt: In Neuseeland ist die Südseemyrte für ihr schnelles Wachstum bekannt. Sie verkrautet recht schnell, so dass sie im heimischen Anbau gut als "Mobile Hecke" eingesetzt werden kann. Die spitzen Blätter machen die Pflanze auch zu einer interessanten Abwehr gegenüber Eindringlingen. Allerdings ist sie nicht winterhart. Das heißt, dass sie in Deutschland nur als Kübelpflanze angepflanzt werden kann. Für die kalte Jahreszeit ist ein temperierter Raum mit 5-7°C erforderlich.

Es gibt ca. 50 Arten vom neuseeländischen Teebaum. Sie unterscheiden sich etwas in Form und Größe der Blätter und Blüten. Manche sind eher buschig, andere haben einen baumähnlichen Wuchs. Im Wesentlichen sind sie aber alle gleichermaßen für die Gewinnung von Manuka-Honig brauchbar. Die Blüten sind recht klein, meist rosa und weiß gefärbt und sitzen in den Achseln der Blätter. Die Blütezeit der Südseemyrte ist mit vier Monaten, von März bis Juni, recht lang. Das begünstigt auch die entsprechende Produktion von Manuka-Honig. Gegenwärtig exportiert Neuseeland dieses Naturheilmittel mit einem Volumen von 1700 Tonnen pro Jahr.

Neben der herkömmlichen, biologischen Vermehrung durch Samenkapseln bildet die Südseemyrte auch Stecklinge aus. Dieser doppelte Vermehrungsmechanismus ist ursächlich verantwortlich für die gute Verbreitung der Pflanze in ihrer angestammten Heimatregion.

Professioneller Anbau von Manuka

Um Manuka professionell herstellen zu können, sind zwei Dinge nötig: Ein ausreichend großes Vorkommen mit neuseeländischem Teebaum und Bienenstöcke. Das macht die Herstellung von Manukahonig zu einer sehr aufwändigen Sache, was auch den hohen Preis dieses Naturheilmittels erklärt. In Deutschland ist es noch nicht zu einer professionellen Herstellung von Manuka Honig gekommen. Das ist aufgrund der Frostempfindlichkeit der Pflanze auch sehr schwierig. Jedoch wird die Südseemyrte auch hierzulande als Garten- und Balkonpflanze immer beliebter. Ihre prächtigen Blüten tragen dazu bei, einen Garten in ein regelrechtes

Feuerwerk zu verwandeln. Die lange Blütezeit trägt zusätzlich zu ihrer wachsenden Beliebtheit bei. Einen Nutzwert hat der neuseeländische Teebaum in Deutschland dennoch, auch wenn noch kein Honig aus ihm gewonnen wird: Seinen Namen verdankt er der Beobachtung der ersten Entdecker von Neuseeland. Schon damals wurden die Maori dabei beobachtet, wie sie sich Aufgüsse und Tees aus den Blättern der Südseemyrte zur Bekämpfung von Magenbeschwerden herstellen konnten. Dafür ist der schöne und wohlriechende Manuka auch durchaus hierzulande zu gebrauchen.

Manuka, bzw. Südseemyrte bzw. Neuseeländischer Teebaum gedeiht am besten in lockerer Rhododendronerde. Für das optimale Wachstum ist viel Sonne und eine exakt dosierte Bewässerung notwendig. Wenn diese Faktoren stimmen, wächst Manuka schon fast von alleine. Eine gelegentliche Düngung bei halber Dosierung ist ein wenig hilfreich. Im Wesentlichen ist die Manuka aber eine sehr robuste und widerstandsfähige Pflanze. Zum Wässern bevorzugt die Manuka kalkarmes, entkalktes oder Regenwasser. Gefährliche Schädlinge gibt es kaum. Jedoch kann ein Befall von Woll-, Schaum-, oder Schmierläusen die Pflanze gefährden. Da die Manuka in Deutschland nur als Topfpflanze gedeihen kann, können hier recht rabiate Mittel zum Erfolg verhelfen:

Das Zurückschneiden der Pflanze und entfernen allen

befallenen Ästen, Zweige und Blätter stoppt zunächst die weitere Ausbreitung. Die Eier der Schädlinge sitzen jedoch auch im Substrat bzw. der Erde. Hier hilft es nur, die Pflanze aus dem Topf zu nehmen und die Erde restlos abzubrausen. Mit frischer, neuer Erde ist das Läuseproblem in der Regel gelöst. Hier kommt der Manuka ihre Robustheit zu Gute. Sie übersteht diese harte Prozedur in der Regel ohne Probleme.

Der Neuseeländische Teebaum ist als Samen im Versandhandel erhältlich. Der Gärtnereibedarf vor Ort kann Manuka-Setzlinge ebenfalls vorrätig haben. Zumindest kann das Fachgeschäft beim Beschaffen von gut angewachsenen Trieben behilflich sein.

Was steckt in der Manukapflanze?

Die schlechte Nachricht zuerst: Das hochwirksame Methylglyoxal befindet sich NICHT in der Südseemyrte. Der wesentliche Bestandteil von Manuka-Honig wird erst im Magen der Bienen gebildet. Dennoch ist der neuseeländische Teebaum eine Pflanze voller Heilkraft. Es sind vor allem die ätherischen Öle, die zur Linderung von zahlreichen Beschwerden eingesetzt werden können. Das "Teebaumöl" ist bereits seinerseits ein hochwirksames Heilmittel, das zur Linderung von Hals- und Magenbeschwerden eingesetzt werden kann. Es eignet sich auch gut als Beruhigungsmittel und hat nachgewiesene, entzündungshemmende Wirkung. Darüber hinaus verbreitet es einen überaus angenehmen Duft, mit dem sich auch unangenehme Gerüche gut vertreiben lassen können. Die Inhaltsstoffe der Manukapflanze sind

Sesquiterpene: Gelb bis bräunlich gefärbte ätherische Öle, die in vielen Heilpflanzen vorkommen

Triketone: Ein natürliches Pflanzenschutzmittel zur Abwehr von Schädlingen. Die Manuka bildet es selbst und ist damit gegen zahlreiche Freßfeinde resistent.

Sesquiterpenole: Natürliche Stimmungsaufheller, dem weiblichen Östrogen-Hormon ähnlich

Monoterpene: Hauptbestandteil ätherischer Öle. Es kommt beispielsweisen in Tannennadeln so häufig vor, dass sich aus einem Quadratmeter Nadelbelag ein ganzer Liter Monoterpen herstellen lässt. Das bekannteste Mittel, das aus Monoterpenen gewonnen wird, ist das Terpentin.

Monoterpenole: Stark duftende Öle, welche zum Anlocken von Bestäubern oder Warnstoff für Freßfeinde dienen.

Herstellung von Manuka-Honig

Die Manuka-Pflanze wächst in so großer Zahl in Neuseeland, dass ein professioneller Anbau per Plantage nur als Ergänzung notwendig ist. Im Wesentlichen beschränkt sich die professionelle Gewinnung von Manuka durch das Aufstellen von Bienenkästen in der Nähe der blühenden Südseemyrte. Es genügt hier eine

Erfahrung als Imker mit entsprechender Ausrüstung, um Manuka Honig herstellen zu können.

Was jedoch beim Gewinnen von Manuka Honig sehr wichtig ist, ist dass er ausschließlich kalt entnommen werden darf. Im Grunde reicht es, die entnommenen Wagen durch ein engmaschiges Netz, beispielsweise ein Baumwolltuch, zu sieben. Dazu werden die Waben geöffnet, auf das Tuch gegeben und über einen Topf gehängt. Die Schwerkraft erledigt den Rest. Bestenfalls darf der Manuka Honig kalt geschleudert werden. Ein Warmschleudern würde aber den zentralen Wirkstoff dieses Naturheilmittels, das Methylglyoxal, beschädigen oder ganz zerstören.

Methylglyoxal im Detail

Beim Methylglyoxal handelt es sich um ein Stoffwechselprodukt, welches beim Umwandeln von Zucker zu Alkohol entsteht. Entsprechend ist seine chemische Zusammensetzung $C_3H_4O_2$ dem $C_6H_{12}O_6$ von Zucker und dem C_2H_6O von Ethanol (Alkohol) sehr ähnlich. In seiner reinen Form ist Methylglyoxal als Gift klassifiziert. Künstlich hergestelltes Methylglyoxal unterliegt der Gefahrstoffverordnung und muss mit Warnhinweisen gekennzeichnet werden. Seine CAS-Nummer ist 78-98-8.

Auch für Methylglyoxal gilt der berühmte Spruch von Paracelsus aus dem Jahr 1538 "Alleine die Dosis macht das Gift". Das bedeutet: Methylglyoxal kann durchaus bei Überdosierung und in einer reinen, unverdünnten Form sehr gesundheitsschädlich sein.

Vor allem für Diabetiker hat sich Methylglyoxal als sehr problematisch erwiesen. Es hat zwar keinen direkten Einfluss auf die Entwicklung der Krankheit. Jedoch kann es eine unangenehme Nebenwirkung bei den Erkrankten auslösen: Es macht die Nerven empfindlich. Das kann man jedoch auch als Vorteil sehen: Wer nach dem Genuss von Manuka-Honig plötzlich unerklärliche Schmerzen in den Gliedmaßen verspürt, sollte sich umgehend auf Diabetes untersuchen lassen. Leider ist dies ein recht sicheres Anzeichen, dass man von dieser Erkrankung betroffen ist. Als stark zuckerhaltiges Nahrungsmittel ist Manuka-Honig für Diabetiker ohnehin nicht unbedingt empfohlen.

Eine Übermedikation ist jedoch bei jedem Arzneimittel problematisch bis gefährlich. Als normal gesunder erwachsener Mensch bedarf es schon einer erheblichen Menge an Manuka-Honig, bis tatsächlich ein gesundheitlicher Schaden provoziert werden kann. Die Betonung liegt dabei auf "normal und erwachsen". Manuka-Honig ist im Wesentlichen ein ganz normaler Honig. Damit ist er als Nahrungsmittel für Babys ungeeignet. Babys sollten bis zum Alter von einem Jahr keinen Honig verabreicht bekommen. Solange der Honig nicht aufwändig sterilisiert ist, können Spuren von Botulin enthalten sein. Das kann für Babys problematisch werden.

Manuka Honig wird in die sogenannten MGO-Klassen eingeteilt. Die Übersetzung ist dabei jedoch ganz einfach: Je höher die Zahl ist, desto stärker ist die Konzentration von Methylglyoxal im Honig. Die Einheit ist "Milligramm Methylglyoxal pro Kilogramm Honig". Die Klassifizierung ist:

MGO 100+

MGO 250+

MGO 400+

MGO 550+

MGO 800+

Das Plus hinter der Zahl kann als "mindestens" verstanden werden. Ein MGO 100+ garantiert damit die Konzentration von 100 Milligramm oder 0,1 Gramm pro Kilogramm Honig. Obwohl es sich dabei um den schwächsten Manuka Honig handelt, ist auch dieser Typ bereits in der Medizin sehr beliebt und wird mit großem Erfolg eingesetzt. Die maximal stärkste Konzentration von Methylglyoxal findet sich in im Typ MGO 800+. Dieser Honig ist mit 280 Euro pro Kilogramm natürlich extrem teuer. Er ist jedoch auch nicht für den täglichen Konsum vorgesehen, sondern gilt als reines Naturheilmittel.

Eine andere Klassifizierung für den Manuka Honig ist der sogenannte "UMF" Wert. UMF bedeutet "Unique Manuka Faktor". UMF lässt sich auf MGO umrechnen. International setzt sich aber die MGO-Klassifizierung wegen ihrer logischen Nachvollziehbarkeit allmählich durch. Dennoch ist eine UMF Angabe auf einem Honig ebenso ein Hinweis auf seine Authentizität und Echtheit, wie die MGO Klasse.

Die stärksten im normalen Gebrauch verwendeten und empfohlenen Honige haben einen MGO von 400+ oder 550+. Diese kosten auch nur noch knapp die Hälfte des MGO 800+. Für eine Hausapotheke sind diese Konzentrationen völlig ausreichend. Mit ihnen lässt sich schon eine ganze Reihe an normalen Erkrankungen gut behandeln-

Manuka Honig richtig dosieren

Manuka wird teelöffelweise dosiert. Es kommt auf die Art der Behandlung an aber grundsätzlich wird Manuka Honig nicht als großzügig als Brotaufstrich verwendet. Dafür ist er auch viel zu teuer. Allerdings kann ein täglicher Teelöffel Manuka Honig das Wohlbefinden und die Immunabwehr stärken. Im akuten Erkältungsfall wird ebenfalls lediglich eine Dosis von einem Teelöffel pro Tag empfohlen. Hier eignet sich beispielsweise ein Aufguss aus frischem Ingwer, der auf ca. 70 °C herunter gekühlt wird. Manuka Honig in kochendes Wasser zu geben wäre indes Verschwendung: Das Methylglyoxal ist zwar ein recht robuster Wirkstoff. Einer zu heißen Umgebung ausgesetzt, bewirkt beim Methylglyoxal jedoch eine Zersetzung.

Risiken, Kritik und Nebenwirkungen beim Manuka Honig

Bis auf die erhöhte Schmerzempfindlichkeit bei Diabetes-Patienten wurden noch keine nennenswerten Nebenwirkungen bei der Einnahme von Manuka-Honig identifiziert. Natürlich kann er, wie jedes stark zuckerhaltige Nahrungsmittel, Übelkeit und Sodbrennen auslösen, wenn man es mit der Einnahme übertreibt. Zudem ist ein solches Überangebot für den Organismus auch nicht sinnvoll. Was der Körper nicht verwerten kann, wird ausgeschieden. Und das wäre bei dem teuren Manuka-Honig sehr schade.

Wie bei allen Naturheilmitteln, reißen auch beim Manuka-Honig die Zweifel und die Kritik nicht ab. Bei Vertretern der klassischen Schulmedizin wird gerne die Validität der Studien in Zweifel gezogen. Zwar ist die Wirkung von Manuka Honig bzw. Methylglyoxal im Laborversuch auch von den Pharmakologen der Industrie nicht bestritten. Jedoch wird von dieser Seite gerne die Übertragbarkeit auf den Menschen angezweifelt. Das ist das Schicksal eines jeden Präparats, das sich gegen die Chemiekeulen der Pharmaindustrie stemmen möchte. Fakt ist jedoch, dass das

Fehlen von nennenswerten Nebenwirkungen und die sehr guten Erfahrungen mit dem Manuka-Honig einen klaren Trend in Richtung seiner schonenden Wirksamkeit anzeigen.

Manuka Honig für die Hausapotheke?

Die bislang erbrachten klinischen Studien und der allgemeine Erfahrungsschatz, der mit Manuka Honig gewonnen wurde, legt ein Fazit nahe: Der süße Bienensaft aus Neuseeland wirkt tatsächlich. Es ist daher durchaus empfohlen, bei der nächsten Erkältung oder Magenverstimmung einen Versuch mit Manuka Honig zu unternehmen. Wer sich einmal persönlich von seiner heilsamen Wirkung überzeugen konnte, für den wird er ein fester Bestandteil der Hausapotheke werden.

Wo er aber besonders wirksam ist, ist ausgerechnet in seiner preiswertesten Variante: Als Wundauflage zum Behandeln von Schürf- und Kratzwunden, Akne oder Flechten ist Manuka Honig bereits heute in den Krankenhäusern im Einsatz. Zwar wird dort ein speziell behandelter "Medihoney" eingesetzt. Doch das ist im Wesentlichen ebenfalls nur Manuka-Honig, der mit Gamma-Strahlung sterilisiert wurde. Für den Hausgebrauch ist ein Glas mit MGO 100+ für gerade einmal 20 Euro/250 Gramm Glas völlig ausreichend.

HONIG

Honig als traditionelles Heilmittel

Die Verwendung von Honig als Heilmittel geht schon auf die Zeit der Pharaonen zurück. Die kostbare, süße Speise war lange Zeit der einzige ganzjährige Lieferant von hohen Dosen an Zucker. Auch wenn die Früchte weg vielen, konnte man bei Bedarf seine Kalorien immer gut über den haltbaren Honig decken. Dennoch waren seine Gewinnung stets schwierig und gefahrvoll. Der Honig war dadurch stets kostbar und nur der Oberschicht vorbehalten.

Wie genau Honig als Heilmittel wirkt ist erst seit kurzer Zeit erforscht. Als gesichert gilt, dass Honig relevante Mengen an Wasserstoffperoxyd enthält. Dies ist ein natürliches, freies Radikal welcher starken desinfizierenden Eigenschaften besitzt. Es wird auch in der reinen Form zur Sterilisation von medizinischen Geräten verwendet. Lediglich bei Kranken- und Rettungsfahrzeugen muss man beim Einsatz von

Wasserstoffperoxyd vorsichtig sein: Seine stark oxidierende Wirkung hat schon brandneue Einsatzfahrzeuge in Windeseile durchrosten lassen.

Davor muss man bei der Einnahme von Honig natürlich keine Angst haben. Die alten Ägypter waren es auch schon, welche die äußere Anwendung von Honig entdeckt haben. Im Zuge ihres Kultes rund um die Elnbalsamierung ihres verstorbenen Adels wurde die heilende und reinigende Wirkung bei Wunden und Hautkrankheiten schnell entdeckt. Honig wirkt hier doppelt: Der hohe Zuckergehalt macht das Naturprodukt stark hygroskopisch. Das bedeutet, dass es Flüssigkeiten, mit denen es in Kontakt kommt, das Wasser entzieht. Bei eitrigen Wunden ist dies ein sehr willkommener Effekt: Die Bakterien werden so regelrecht ausgetrocknet. Das sterilisierende Wasserstoffperoxyd tut bei der Reinigung der Wunden sein Übriges, um eine schnelle Genesung zu bewirken.

Honig wird seither für eine Vielzahl von Krankheiten eingenommen: Bei Rachen- und Halsbeschwerden, bei Magenverstimmungen und bei Hautproblemen war Honig Jahrhunderte lang eines der wenigen, schnell verfügbaren Heilmittel. Neben seiner wohlschmeckenden Wirkung war seine Heilförderung einer der Gründe, die Bienen professionell zu züchten. Die Imker waren somit eine der ersten pharmazeutischen

Hersteller von Arzneimitteln. Die Tradition dieses Berufszweigs geht deshalb ebenfalls bis in die Zeit der alten Ägypter zurück.

Wie gesund ist Honig?

Wie Paracelsus schon treffend formuliert hat, ist alles gesund oder ungesund, es kommt nur auf die Dosis an. Das gilt natürlich auch für den Bienenhonig. Es bedarf allerdings einer geradezu fahrlässigen Überdosierung, um wirklich eine schädlichen Effekt durch Honig zu erzielen. Im Wesentlichen ist es sein hoher Gehalt an Zucker, welcher ihn theoretisch ungesund machen lässt. Allerdings - bezieht man seinen normalen Zuckerbedarf nur aus natürlichen Quellen wie Früchten und eben auch Honig, und verzichtet man dafür auf Snacks und Süßigkeiten, lebt man per se schon wesentlich gesünder. Denn wenn schon quasi reiner Zucker konsumiert werden soll, dann ist Honig mit Sicherheit die beste und bekömmlichste Variante.

Die Wirkungen von Honig

Honig wird als natürliches Heilmittel gegen folgende Leiden eingesetzt:

- Bakteriell ausgelöste innere wie äußere Krankheiten
- Pilze und Flechten auf der Haut
- Vorbeugend gegen Hautalterungen

- Erkältungen und Verkühlungen
- Bei Magen- und Darmbeschwerden.

Die Inhaltsstoffe von Honig sind ein einzigartiger Cocktail aus allem, was einen leicht erkrankten, erwachsenen Menschen schnell wieder gesund werden lässt. Im Einzelnen finden sich im Honig

- Zucker
- Vitamine
- Enzyme
- Spurenelemente
- Anti-Oxydanzien wie Polyphenole und Flavonoide

Bei einer bakteriellen Infektion, insbesondere auf der Haut, greift Honig mit einem ganzen Mechanismus die Erreger an:

Der hohe Zuckergehalt entzieht den Bakterien das Wasser. Ohne dies können sie nicht überleben. Das Wasserstoffperoxys, welches sich aus den Enzymen des Honigs bildet, greift die Bakterien direkt an. Die Spurenelemente unterbinden die Kommunikation der Bakterien miteinander, so dass sie keinen "Bakterienfilm" bilden können. Denn auch wenn es sich bei Bakterien um einzellige Lebewesen handelt - sie sind über die Jahrmillionen an Evolution durchaus in der Lage, sich untereinander abzusprechen. Als einzelne Bakterie sind sie jedoch wesentlich besser durch Antibiotika anzugreifen. Honig bewirkt so nicht nur eine wundheilende, sondern bei schweren Infektionen auch einen die Heilung unterstützenden Effekt.

Wie viele Kalorien sind im Honig?

Um es auf den Punkt zu bringen: Honig besteht zu 80% aus reinem Zucker. Dieser Zucker setzt sich folgendermaßen zusammen:

38% Fructose

31% Glucose

10% Mehrfachzucker

In Zahlen haben 100 Gramm Honig in etwa 304 Kalorien. Auf das 250 Gramm Glas gerechtet, kommt man auf etwa 750 Kalorien, beim 500 Gramm Glas entsprechend doppelt so viel. Ein Kilogramm Körperfett hat hingegen 7700 Kalorien, also in Etwa so viel wie fünf 500 Gramm Gläser Honig.

Allerdings machen nicht die Kalorien den Honig gesundheitlich problematisch, sondern der Zucker selbst. Zucker in dieser reinen Form ist immer eine Herausforderung für den Stoffwechsel. Grundsätzlich freut sich der Körper immer über diese energiereiche Nahrung, er muss sie aber zunächst verarbeiten können. Das schafft er nur, wenn er kurzzeitig die Ausschüttung von Insulin enorm hochfährt. Leider ist dann nach der Verarbeitung des Zuckers immer noch so viel Insulin im Blut, dass es Heißhungerattacken auslösen kann. Bei einer ungesunden Ernährung mit permanenter Überzuckerung wird so ein gefährlicher Kreislauf ausgelöst, welcher sehr schnell in Übergewicht und mittelfristig sogar in Diabetes enden kann. Grundsätzlich geht das auch mit Honig.

Wer jedoch bewusst nur noch Honig und Früchte als Süßspeisen zulässt und dafür auf alle anderen Süßigkeiten verzichtet, hat schon den ersten Schritt für Umstellung auf eine gesunde Ernährung getan.

Honig bewusst einkaufen

Honig ist ein weltweit nachgefragtes Produkt. Die weltweite Produktion an konventionellem Bienenhonig liegt bei schätzungsweisen 700.000 Tonnen. In Europa sind die Ukraine und die Türkei die größten Produzenten von Bienenhonig. Mit ca. 27.000 Tonnen pro Jahr ist auch Deutschland ein respektabler Hersteller dieses wertvollen Naturprodukts.

Dem stehen allerdings 88.000 Tonnen Honig gegenüber, die in Deutschland pro Jahr verbraucht werden. Tatsächlich ist Deutschland der Weltmeister im Honigverbrauch. Die Differenz aus über 60.000 Tonnen muss durch den Import geregelt werden. Und da fangen die Probleme an.

Als besonders problematisch hat sich chinesischer Honig erwiesen. Nicht nur, dass seine Herstellungsmethoden bei Weitem nicht den europäischen Standards entsprechen. Das, was dort mit industriellen Methoden den Bienen abgetrotzt wird, wird anschließend nochmals gestreckt und verfälscht. Was dann in den Supermarktregalen landet ist deshalb häufig nicht mehr das, was man eigentlich unter gesundem Honig versteht. Produziert wird nämlich auf "Teufel komm raus". Das schließt den Einsatz von Chemikalien und Pestiziden mit ein, die dann in mehr oder weniger hohen Konzentrationen auf den Frühstücksbrötchen landen. Eigentlich gelten für Honig sehr strenge Richtwerte. Jedoch hapert es stark an der Kontrolle. Wer es genauer wissen möchte, der sollte sich einmal den Dokumentationsfilm "More than Honey" anschauen.

Auf Qualität achten

Die beste Quelle für Honig ist daher nicht der Supermarkt, sondern der heimische Imker. Jedes Dorf hat seine eigene Bienenzüchter-Szene, bei denen für ca. 5 Euro pro 250 Gramm Glas ein erstklassiger Honig zu kaufen ist. Das ist für ein Qualitätsprodukt, welches mit Liebe, Leidenschaft und Sorgfalt hergestellt wurde, mit Sicherheit nicht zu viel. Ganz abgesehen davon: Lebensmittel lokal kaufen liegt im Trend. Man setzt damit etwas dem globalen Handel mit seinen umweltschädlichen Auswirkungen entgegen und stützt die heimische Wirtschaft. Vor allem aber kann man sich beim lokal gekauftem Honig beim Imker aus dem Nachbardorf sicher sein, dass auch wirklich alle Standards eingehalten werden.

Die Imkerszene ist in Deutschland zwar überwiegend hobbymäßig bzw. als Nebenerwerb organisiert. Dadurch sind die Produkte aber nicht weniger professionell hergestellt - im Gegenteil. Durch die Leidenschaft, welche die heimischen Imker beim Herstellen ihres Honigs bei der Sache sind, ist die Vielfalt an verfügbaren Honigsorten in Deutschland enorm. Neben den traditionellen Honigen werden auch zahlreiche Sorten angeboten, die einen speziellen Geschmack haben. Je nach Region und Jahreszeit können so zahlreiche verschiedene Honigtypen hergestellt werden. Am weitesten verbreitet sind:

Blütenhonig: Das ist der übliche, hellgelbe, mild schmeckende Standard-Honig. Blütenhonig stammt von einer Vielzahl an blühenden Pflanzen. Er zeigt an, dass die Bienen in einer besonders vielfältigen Umgebung gehalten werden, was ihrer Gesundheit nur zu Gute kommt.

Rapshonig: Mit dem Boom des Rapsöls als Treibstoff-Zusatz wurde auch der entsprechende Honig immer einfacher verfügbar.

Wie seine Blüten, ist auch der Rapshonig besonders hellgelb bis weiß. Außerdem hat Rapshonig eine cremige Konsistenz und ein typisches, sehr mildes Aroma.

Akazienhonig: Der sehr flüssige Akazienhonig ist eigentliche eine Mogelpackung - denn er stammt nicht von Akazien, sondern von Robinien ab. Diese werden auch als "falsche Akazie" bezeichnet. Der Qualität des Honigs tut dies keinen Abbruch, auch der "Robinienhonig" ist wohlschmeckend und wohltuend.

Löwenzahnhonig: Was für Hobbygärtner ein ärgerliches Unkraut ist, daraus machen Bienen diesen tollen und sehr natürlichen Honig. Im Gegensatz zum Raps wird Löwenzahn nicht intensivwirtschaftlich abgebaut. Dadurch ist seine Belastung durch Pestizide naturgemäß sehr gering. Löwenzahnhonig wird tatsächlich zum größten Teil nur aus den beliebten Pusteblumen gewonnen und bekommt seinen kräftig-aromatischen Geschmack und seine hellgelbe Farbe.

Sonnenblumenhonig: So schön die Sonnenblume auch ist, sie wird heute, wie Mais und Raps, hauptsächlich als Energiepflanze angebaut. Doch die tollen, riesigen Blumen geben auch dem Grundstoff für einen besonders exzellenten Honig. Neben einer hellgelben Farbe und einem kräftigen Geschmack bietet der Sonnenblumenhonig auch einen charakteristischen, leicht harzigen

Geruch. Das unterstreicht die Natürlichkeit dieses Nahrungsmittels.

Heidehonig: Lavendel und eine Vielzahl von Kräutern sowie Bodenblütler geben die Grundlage für diesen besonders edlen Honig. Typisch für den Heidehonig ist seine dickflüssige Konsistenz, die schon an Gelee erinnert. Heidehonig sticht darüber hinaus aus den Honigsorten hervor, weil er besonders viel Eiweiß enthält.

Lindenhonig: Die lauschige Linde, die in Parks und Alleen ein herrliches Blätterdach zum Spazieren gehen und Picknicken anbietet, gibt auch den Nektar für einen hervorragenden Honig. Der Lindenhonig zählt zu den Honigsorten mit dem höchsten Gehalt an Zucker, was sich durch einen sehr süßen Geschmack äußert. Er ist auch an einer leicht grünlichen Färbung gut von anderen Honigsorten zu unterscheiden.

Kleehonig: Der in höheren Lagen dicht wachsende Klee ist nicht nur ein hervorragender Futterlieferant für Milchvieh. In seiner Blütezeit gibt Klee auch den Nektar für einen ganz besonderen Honig. Seine dünnflüssige Konsistenz und seine fast weiße Farbe machen ihn zu einem Honig der Extraklasse. Leider ist er meistens auch entsprechend teuer.

Edelkastanienhonig/Maronenhonig: Die "heißen Maronen" vom

Weihnachtsmarkt sind nicht das einzige, was man aus den mächtigen Bäumen der Esskastanien gewinnen kann. Der Honig, welcher aus der Marone gewonnen wird, ist etwas für Liebhaber und Feinschmecker. Anders, als die sehr süßen Klee-, Raps- und Lindenhonige ist der Maronenhonig tatsächlich etwas herb und bitter. Das verleiht ihm aber ein Geschmacksbouquet, welches ihm ein ganz besonderes Niveau verleiht.

Buchweizenhonig: Auch Getreide kann ein guter Lieferant für den Nektar für tolle Honigsorten sein. Charakteristisch für den Buchweizenhonig ist seine sehr dunkle Farbe und sein malziger Geschmack. Er kommt damit dem Rübensirup sehr nahe.

Waldhonig: Als Waldhonig werden die Mischhonig-Sorten bezeichnet, die nicht aus Blüten, sondern aus Nadelwäldern gewonnen werden. Solange es keine dezidierte Monokultur aus Fichten, Tannen, Lärchen oder Kiefern ist, kann der dort gewonnene Honig als "Waldhonig" bezeichnet werden. Ein kleiner Anteil an Blütenhonig ist ebenfalls gestattet. Jedoch sollte der Honig deutlich dunkler als die Wiesenhonige sein und einen kräftigen Geschmack haben, der an Harz erinnert.

Blatthonig: Der Blatthonig ist das Gegenstück zum Waldhonig. Er wird nicht aus Nadel- sondern aus Laubbäumen gewonnen. Typische Lieferanten für Blatthonige sind Eichen, Ahorn oder

Buchen. Zu der typischen Süße des Honigs gesellt sich beim Blatthonig auch ein leichter Karamell-Geschmack dazu.

Tannenhonig: Wenn der Forst tatsächlich nur Tannen enthält, kann der daraus gewonnene Honig auch entsprechend als "Tannenhonig" bezeichnet werden. Der vor allem im Schwarzwald, Schwäbischen Wald oder Bayrischen Wald gewonnene Honig fällt schon beim Anblick durch seine fast schwarze Farbgebung auf. Auch im Geschmack sticht er durch seinen kräftig, würzigen und an Harz erinnerndes Bouquet hervor.

Darüber hinaus gibt es noch viele andere Honigsorten. Solange sie nachweislich aus Deutschland oder zumindest Europa stammen, kann man den Angaben des Etiketts schon vertrauen.

Qualitätshonig erkennen

Es ist traurig aber wahr: Nicht überall, wo "Honig" auf dem Etikett steht, ist auch tatsächlich der tolle Naturstoff in seiner reinen Form enthalten. Tatsächlich wird vor allem bei Herstellern ausserhalb Europas zu unlauteren Mitteln gegriffen, um den Honig zu "strecken". Doch mit ein paar einfachen Tricks kann man der Qualität seines gekauften Honigs auf den "Zahn fühlen".

Das einfachste Mittel, um aus einem Kilogramm Honig 50% mehr zu machen, ist ihn mit Wasser zu mischen. Was dann im Glas landet sieht dann zwar immer noch aus wie Honig und schmeckt auch so. Einen Großteil seiner positiven Eigenschaften hat er dann aber eingebüßt.

Brot-Methode: Taucht man ein hart gewordenes Stück Brot in den Honig, bleibt es bei echtem Bienenhonig genau so hart. Bei einem gepanschten bzw. gestreckten Honig weicht es auf, da es das Wasser aus dem Honig herauszieht.

Wasser-Methode: Gibt man einen Teelöffel Honig in ein Glas kaltes Wasser, bleibt echter Honig fest. Bereits gestreckter Honig beginnt sofort mit der Auflösung. Der hohe Wasseranteil macht das Auflösen dann schon einfacher.

Feuer-Methode: Reiner Honig brennt tatsächlich, wenn man ihn mit einem Streichholz anzündet. Gepanschter Honig brennt nicht.

Kristall-Methode: Reiner Honig beginnt im Kühlschrank recht schnell damit, Kristalle abzusetzen. Diese Methode ist allerdings nicht ganz zuverlässig, da verschiedene Naturhonige ebenfalls sehr lange flüssig bleiben.

Honig prüfen für Fortgeschrittene

Mit etwas Chemiekenntnissen und Mitteln aus dem Haushalt kann man darüber hinaus auch gezielt nach unerwünschten

Inhaltsstoffen im Honig forschen.

Essig-Methode: Mischen Sie Honig mit Wasser. Geben sie ein paar Tropfen der hoch konzentrierten Essig-Essenz hinzu. Wenn jetzt eine deutliche Schaumbildung festgestellt wird, wurde der Honig mit Kalziumsulfat behandelt. Kalziumsulfat ist eigentlich ein Baustoff - es handelt sich dabei um den bekannten Gips, der für Putze, Trockenbauplatten und Stuck verwendet wird. Jedoch ist Kalziumsulfat auch ein zugelassener Zusatzstoff für Lebensmittel. Er dient als Verdickungsmittel und als Säure-Regulator. Das ist zwar alles legal - mit natürlichem Honig hat so ein Zusatz mit Gips jedoch nichts mehr zu tun.

Jod-Methode: Jod, das traditionelle Desinfektionsmittel für offene Wunden, kann ebenfalls gut für die Bestimmung der Reinheit von Honig verwendet werden. Mischt man einen Esslöffel Honig auf ein Glas warmes Wasser und gibt ein paar Tropfen Jod hinzu, muss man auf eine Blaufärbung achten. Tritt diese ein, ist der Honig mit Mehl als Verdickungsmittel gestreckt worden. Das ist nicht schlimm aber es ist eben nicht mehr echter, reiner Bienenhonig.

Kann man Honig online kaufen?

Das Internet hat heute praktisch jeden Geschäftszweig erreicht. Das ist auch gut so, schließlich wollen wir die Auswahl der ganzen

Welt verfügbar haben. Auch hat so jeder noch so kleine Imker hat durch den Online-Handel die Möglichkeit, seine Produkte weltweit zu vermarkten. Doch wo der Handel einfach ist, das Produkt aber nicht begutachtet werden kann und dafür im Voraus bezahlt werden muss, da ist Nepp und Betrug nicht fern. Als Nahrungsmittel ist beim Honig natürlich besondere Vorsicht geboten.

Es bedarf aber einer ganz besonderen kriminellen Energie, wenn Online-Händler per Etikettenschwindel versuchen würden, minderwertige Produkte als Honig zu verkaufen. Darum: Vorsicht ist geboten aber wenn es keinen triftigen Grund gibt, einem Händler zu misstrauen dann kann man sich schon auf die Angaben auf den Etiketten verlassen. Diese sollte man aber auch genau lesen können.

Bienenhonig und Backhonig

In Europa gilt nur das als Bienenhonig, was frei von Antibiotika, Konservierungsmitteln und anderen Zusatzstoffen ist. Für Honig gelten quasi ebenso Reinheitsgebote wie für Bier oder für Saft. Ist das Produkt aber gestreckt oder behandelt worden, kann es nicht mehr als Honig vermarktet werden. Das einzige Produkt, welches den Zusatz "Honig" tragen darf aber nicht unter das strenge Reinheitsgebot fällt, ist der sogenannte "Backhonig". Dieses Produkt hat zwar immer noch einen hohen Anteil an Honig, ist jedoch durch diverse Streckverfahren deutlich billiger. Es eignet sich gut als Zutat für Kuchen, Plätzchen und Teilchen, darf aber nicht mehr als reinen Honig verkauft werden.

Honig aus den USA

US-Amerikanischer Honig unterliegt nicht dem strengen Reinheitsgebot, der für europäische Honige gilt. Das betrifft vor allem die Zugabe von Antibiotika. Hier muss man sich im Klaren darüber sein, was man sich antut, wenn man US-amerikanischen Honig kauft: Die intensive Landwirtschaft und ebenso intensive Bienenzucht hat eine völlig andere Größenordnung als sie es in Europa hat. Das Ergebnis sind riesige Monokulturen - und eine entsprechend geringe Auswahl an Nahrungspflanzen für die Bienen. Die Insekten reagieren auf diese einseitige Kost mit einem geschwächten Immunsystem. Dagegen wird mit Antibiotika versucht entgegen zu wirken. Im Ergebnis gehen Imker und Landwirte einen Wettlauf mit den Erregern ein, die natürlich ständig Resistenzen entwickeln. Ein "USDA" Logo, wie er für US-amerikanische Honige Pflicht ist, sagt deshalb nichts über seine Reinheit aus.

Varianten und Mischungen

Honig-Mischungen, Honig-Produkte und ähnliche blumige Bezeichnungen dienen nur dazu, die strenge Regulierung von echtem Honig zu umgehen. Es wird häufig auf diesem Weg versucht, ein minderwertiges Produkt zu vermarkten. Das ist bei kosmetischen Produkten wie Duschgel, Lippenbalsam oder Masken noch zu vertreten. Doch in den Tee und auf das Brot sollte ausschließlich echter, reiner Honig kommen und sonst nichts.

Herkunftsland beachten

Honig ist ein natürliches Nahrungsmittel. Wer auf Qualität achtet, der zeigt damit auch seine Naturverbundenheit. Es ist daher nicht sehr sinnvoll, ganz normalen Honig aus Afrika, Russland, Südamerika oder den USA beziehen zu wollen. Solange man die Vielfalt des Honigs genießen möchte, hat man schon in Deutschland und Europa eine enorme Auswahl an Honigsorten zur Verfügung. Das ist beim hochwirksamen Manuka-Honig bislang natürlich anders: Wer die Vorteile dieses besonderen Honigs genießen möchte, der muss ihn bislang noch direkt oder über den Fachhandel aus Neuseeland beziehen.

Wie lange ist Honig haltbar?

Die Haltbarkeit von Honig hängt von seinem Gehalt an Wasser und von seiner Lagerung ab. Unbehandelter und unverdünnter Honig ist in einer dunklen, kühlen und trockenen Umgebung für Jahrzehnte haltbar. Tatsächlich hat man auch Honig in ägyptischen Grabkammern gefunden, der auch nach 4000 Jahren noch genießbar war. In Deutschland gilt eine gesetzliche Garantie von zwei Jahren für ein ungeöffnetes Glas Honig. Wichtig ist dabei: Der

Wasseranteil in Honig darf nur maximal 18% betragen. Ab 20% Wasseranteil kann Honig zu gären beginnen. Das bedeutet, dass sich der Zucker in Honig in Alkohol umzuwandeln beginnt. Da reiner Honig stark hygroskopisch, also Wasser anziehend wirkt, ist seine gute Verpackung besonders wichtig. Wenn das Gebinde, in welchem der Honig aufbewahrt wird undicht ist, genügt die normale Luftfeuchtigkeit um den Wassergehalt im Honig zu steigern. Die modernen Verfahren in Verpackung und Konservierung machen ein Honigglas aber durchaus weit über den gesetzlich vorgeschriebenen Zeitraum für die Mindesthaltbarkeit geeignet. Jedoch wird der Honig auch unter optimalen Lagerbedingungen mit der Zeit nicht unbedingt besser. Es sind vor allem die Enzyme, die sich im Honig nach Ablauf der Mindesthaltbarkeit von zwei Jahren abzubauen beginnen. Nach drei oder vier Jahren ist das, was im Glas übrig ist zwar immer noch ein gutes Süßungsmittel für Tee. Mehr kann man von einem derart überalterten Honig aber nicht mehr erwarten.

Wie wirkt heiße Milch mit Honig?

Die berühmte heiße Milch mit Honig ist ein berühmtes Hausmittel, welches gerne bei Erkältungen verabreicht wird. Die Wirkungsweise dieser Mixtur ist dabei doppelt: Die warme Milch und der Honig wirken beruhigend auf die gereizten Bereiche im Mund-Rachen-Bereich. Gleichzeitig wird die Schleimbildung angeregt. Das macht jedoch dieses Getränk nicht in jeder Art der Erkältung sinnvoll: Befindet man sich gerade in der Phase des Abhustens, kann die heiße Milch mit Honig den Hustenreiz sogar verschlimmern. Solange man aber, meist zu Beginn der Erkältung, noch trocken "bellt", ist die heiße Milch mit Honig angezeigt und sehr wohltuend. Zubereitet ist das Hausmittel ganz einfach: Auf etwa einen 3/4 Liter Milch kommen 4-5 Esslöffel Honig. Die Milch wird vorher erhitzt aber nicht zum Kochen gebracht. Vor dem Einrühren lässt man sie auf ca. 70 °C herunter kühlen. Das ist vor allem dann wichtig, wenn man den teuren Manuka-Honig verwenden möchte. Höhere Temperaturen können dem Methylglyoxal durchaus schaden, darum sollte man hier ein Thermometer zur Hilfe nehmen.

Getrunken wird die heiße Milch mit Honig in kleinen Schlucken. Der beste Zeitpunkt ist vor dem Schlafen gehen. So werden die Hustenattacken in der Nacht gelindert und eine wohltuende und erholsame Nachtruhe kann das ihrige für die schnelle Genesung beitragen.

Wer keine Milch mag, der lässt einfach einen Teelöffel Honig auf der Zunge zergehen. Für Manuka-Honig ist die Zimmertemperatur ohnehin ideal, da so die Wirkstoffe nicht gefährdet werden.

Leckere und gesunde Rezepte mit Honig

Es gibt tausende von Rezepten, die als Süßungsmittel Honig verwenden. Neben der gewollten Süße ist auch das typische, angenehme Honig-Aroma ein integraler Bestandteil dieser Zubereitungen. Je nach Art der Zubereitung werden auch die gesundheitsfördernden Eigenschaften von Honig in die Speisen mit übertragen. Das gilt vor allem für die Mahlzeiten, bei denen der Honig nicht erhitzt wird. Wir haben Ihnen hier eine Rezeptsammlung für einen ganzen Honig-Tag zusammengestellt.

1. Das Frühstück: Honig-Obst-Zimt-Müsli

Das Frühstück ist die wichtigste Mahlzeit des Tages. Der Glukosespeicher der Leber ist nach einer Nachtruhe leer. Damit man wieder mit frischer Energie in den Tag starten kann, ist ein süßes Frühstück ideal. Mit einem leckeren, gesunden und bekömmlichen Müsli hat man alles, was man bis zum Mittagessen braucht.

Zutaten für zwei Portionen

ein großer Apfel

eine Banane

1/2 Tasse Trockenobst

1 Hand voll Nuss-Mischung, z.B. Mandeln, Sonneblumenkerne,

Kürbiskerne, Haselnüsse, Cashewkerne

5 Löffel Dinkelflocken

5 Löffel Haferflocken

1/2 Liter Naturjoghurt

1 Teelöffel Zimt

1/2 Esslöffel Chia-Samen

2 Esslöffel Honig.

Die trockenen Zutaten werden gut durchgemischt. Anschließend wird das Obst klein geschnitten und untergerührt. Das Trockenobst sollte ebenfalls zerkleinert werden. Danach wird zunächst der Joghurt untergerührt, bis er sich gut verteilt hat. Zum Schluss kommt der Honig darüber und wird ebenfalls gut durchgemischt. idealerweise bereitet man das Müsli am Vorabend vor. So können die Hafer- und Dinkelflocken gut quellen. Auch die Nüsse und das Trockenobst können so Feuchtigkeit annehmen und sind so leichter zu essen. Außerdem verbinden sich die Zutaten geschmacklich zu einem einzigartigen Bouquet. Mit diesem Müsli hat man Energie, Vitamine, Ballaststoffe, Spurenelemente, Kohlenhydrate und alles, was man sonst für den Start in den Tag benötigt.

Mittags: Senf-Dill-Honig Soße als besondere Note zum Mittagessen

Mittags wird traditionell herzhaft gegessen. Die Glukose vom Frühstück ist noch reichlich vorhanden aber der Hunger stellt sich trotzdem ein. Jetzt braucht der Körper Eiweiß und Zellstoffe, um auch den Nachmittag bestreiten zu können. Dennoch - so ein kleiner Akzent Honig ist auch bei einem Kotelett oder einem paar Bratwürstchen das ganz besondere Extra. Da kann beispielsweise eine Soße aus Honig, Dill und Senf das Niveau des Mittagessens um einige Punkte heben. Für die Zubereitung der Senf-Dill-Honig-Soße brauchen Sie ca. 5 bis 15 Minuten. Die Zutaten sind:

2 Esslöffel Honig

2 Esslöffel scharfer oder mittelscharfer Senf, z.B. Dijonsenf

2 Esslöffel süßer Senf

Saft von einer halben, frischen Zitrone

1 Prise schwarzer Pfeffer

1 Prise Salz

2 Esslöffel Dill

Das Ganze wird in einer kleinen Schüssel zusammen gerührt. Anschließend noch etwas mit Pfeffer abschmecken und die Zitrone darüber geben. Das gute an dieser Soße ist, dass man sie mit Hilfe von Honig, Pfeffer oder scharfen Senf punktgenau abschmecken kann. Schließlich wird noch der klein gehackte Dill darüber gegeben - fertig. Übrig gebliebene Soße kann man gut 2-3 Tage im Kühlschrank aufbewahren, aber dann sollte sie verbraucht werden. Dillsoßen sind zwar traditionelle eher etwas für Fischgerichte, diese Variante macht sich zu Fleisch, Frikadellen oder Bratwurst ebenso gut.

Frischmacher für den Feierabend: Zitronen-Honig-Limonade

Ein harter Arbeitstag kann ganz schön Kräfte zehren. Die Zitronen-Honig-Limonade ist ein guter Wachmacher für die freien Stunden des Abends. Dazu brauchen Sie:

8 Bio- Zitronen

5 Esslöffel Honig

1/4 Liter Leitungswasser

0,75 Liter Mineralwasser mit Kohlensäure

Eiswürfel

Das Besondere an dieser Limonade ist, dass bei ihr auch die Schale verarbeitet wird. Darum sind unbehandelte Bio-Zitronen am besten für dieses Erfrischungsgetränk geeignet.

Die Schale von zwei Zitronen wird mit einer feinen Raspel abgerieben. Dabei darauf achten, dass man nicht zu tief ins weiße Mark einreibt. Dieses enthält, ähnlich wie bei Grapefruit, viele Bitterstoffe und das schmeckt in der Limonade nicht sehr gut. Die geriebene Schale wird in einem Glas verwahrt. Der Viertelliter Leitungswasser wird gekocht und über die geriebene Schale gegossen. Der gelbliche Sud wird nach dem Abkühlen abgesiebt. Anschließend kommt der Honig dazu.

Die Zitronen werden nun ausgepresst, auch die Früchte mit der abgeriebenen Schale. Wenn alles im Kühlschrank ordentlich abgekühlt hat, wird es mit - ebenfalls eisgekühltem - Mineralwasser aufgefüllt. Schließlich kommen die Eiswürfel hinzu und schon kann man den Feierabend im Garten bei einer eiskalten Zitronen-Honig-Limonade genießen.

Statt der Zitronen schmecken auch Limetten ganz hervorragend. Die Limonade hat von der Limette eigentlich ihren Namen. Mit ein wenig Phantasie und Geschick, können auch alle anderen Zitrusfrüchte hierfür variiert werden.

Tipp: Wenn die Eiswürfel ebenfalls aus der Zitronen-Honig-Limonade hergestellt werden, verwässern sie das Getränk beim Schmelzen nicht.

Die Inhaltsstoffe von Honig

Honig ist ein Verdauungsextrakt von Bienen. Die Evolution hat den Bienen die Honigproduktion zur Brutpflege beigebracht. Sinn und Zweck des Honigs ist es, die Larven der Bienen so lange zu füttern, bis sie ausgewachsen sind. Die Inhaltsstoffe von Honig sind:

75 - 80% Zucker

18% Wasser

2% Vitamine, Enzyme und Spurenelemente.

Der Zucker gliedert sich auf in

Fructose 27 bis ca. 44 %,

Glucose 22 bis ca. 41 %,

Saccharose bis ca. 5 %,

Maltose 4 bis ca. 14 %,

Mehrfachzucker 1 bis ca. 14 %.

Die Zusammensetzung der Zuckerarten entscheidet darüber, wie kristallin oder wie flüssig der Honig ist.

Wie wird Honig hergestellt?

Obwohl es möglich ist, Honig durch einfaches Mischen der künstlich erzeugten Inhaltsstoffe selbst herzustellen, gilt Honig nur dann als Honig, wenn er zu 100% von Bienen stammt.

Honig wird von Bienen aus gesammelten Blütenpollen durch Verdauen hergestellt. Sie scheiden ihn durch die Mundöffnung wieder aus und füttern ihre Larven damit. Was sie nicht unmittelbar zum Verfüttern an die Larven verbrauchen, sammeln sie in den leeren Waben des Bienenstocks. Diese Waben werden, wenn sie gefüllt sind, mit einem Deckel aus Wachs verschlossen. So können die Bienen, je nach Größe des Stocks und Nahrungsangebot, beachtliche Vorräte anlegen.

In Urwaldregionen ist es durchaus noch üblich, den Honig durch Einsammeln von Wildnestern herzustellen. Das ist in Deutschland und Europa nicht nur obsolet, es ist sogar verboten. Honig stammt hierzulande ausschließlich aus der Produktion von hobbymäßigen oder professionell arbeitenden Imkern.

Die Anzucht der Bienen geschieht in speziell dazu hergestellten Bienenkästen. Diese bestehen aus Holzkisten, in denen einzelne Rahmen mit dichtem Abstand zueinander eingesteckt werden. In dieser Rahmen werden die sogenannten "Mittelwände" eingehängt. Das sind Wachsplatten, auf denen die Wabenstruktur bereits vorgefertigt ist. Die Bienen bauen in diese Rahmen ihre Waben ein und nutzen sie als Bruthöhle und zum Bevorraten der Bienenlarven. Die Rahmen haben den Vorteil, dass die Entnahme des Honigs dadurch erleichtert wird: Der Imker kann mit einem Spatel die Deckel der Waben entfernen. Nun, da die Kammern offen sind, lässt sich der Honig gut daraus entnehmen. Hierfür hat sich die Schleuder bzw. Zentrifuge bewährt. Der Rahmen wird in eine Vorrichtung gehängt, worin er durch einen Elektromotor in schnelle Drehung versetzt wird. Der flüssige Honig wird so durch die Zentrifugalkraft heraus geschleudert. Anschließend wird der Honig noch einmal gefiltert. In der Regel ist für die Herstellung von erstklassigem Naturhonig nicht nötig. Wichtig ist, dass der Honig in sterilisierte Gläser verpackt und sofort luftdicht verschlossen wird. Abgedunkelte Gläser sind nicht unbedingt notwendig, solange der Honig an einem dunklen Ort gelagert wird.

Bio-Honig versus konventioneller Honig

Um es vorweg zu sagen: Auch konventioneller, in Deutschland hergestellter Honig ist gesunder Honig. Die strenge Gesetzgebung macht auch konventionell erzeugten Honig jederzeit voll verkehrsfähig. "Bio" ist jedoch ein Zertifikat, welches eine möglichst natürliche Haltung von Bienen zertifizieren soll. Qualitativ macht sich dies nur geringfügig bemerkbar. Wer seine Ernährung aber auf eine biologisch-natürliche Weise gestalten möchte, der ist mit Bio-Honig natürlich stets gut beraten. Zur Verteidigung des konventionellen Honigs sei aber gesagt, dass ohne ihn die ebenso konventionelle Landwirtschaft kaum möglich wäre. Die Bienen werden zum Bestäuben der Obstplantagen und Monokulturen benötigt. Ihr Honig ist dabei nur ein Nebenprodukt.

Die konkreten Unterschiede zwischen Biohonig und konventionellem Honig sind folgende:

- Nahrung vorwiegend aus Wildpflanzen

- Bienenstöcke - die so genannten "Beuten" - nur aus natürlichen Materialien, z.B. Holz - zulässig

- Mittelwand-Herstellung nur aus Eigenproduktion

- Bienenwachs nur ein einziges Mal einschmelzbar

- Keine Beschneidung der Flügel der Königin

- Nur sehr begrenzte Entnahme der Brut

- Nur natürliche Stoffe zur Schädlingsbekämpfung

- Kein Zuckerwasser als Ersatz-Nährstoffe

Besonders der letzte Punkt ist in der konventionellen Imkerei kaum umsetzbar. Die schreckliche Varrora-Milbe hat schon Millionen von Bienenvölkern vernichtet, so dass in der intensiven Landwirtschaft äußerst scharf gegen sie geschossen wird. Wie gesagt, Hauptaufgabe der konventionell eingesetzten Bienen ist die Bestäubungsleistung und weniger die Honigproduktion. Dazu muss der Stock stets möglichst frei von der gefürchteten Varrora-Milbe gehalten werden. Und dazu ist der konventionellen Landwirtschaft nahezu jedes Mittel recht. Natürlich gibt es auch hierbei rechtliche Grenzen.

Umgekehrt kann in der konventionellen Honigproduktion aber beispielsweise der von den Bienen produzierte Wachs beliebig oft wieder eingeschmolzen werden. In der Biohonig-Produktion ist dies untersagt, da sich im Wachs auch chemische Rückstände ansammeln und immer weiter aufkonzentrieren können.

Das Beschneiden der Flügel der Königinnen wird in der konventionellen Bienenzucht durchgeführt, um ein plötzliches Ausschwärmen und Umzug des Schwarms zu verhindern. In der Bio-Imkerei wird dies in Kauf genommen, dass ein Bienenvolk sich einen anderen Standort suchen möchte. Bei dem Bio-Zertifikat geht es darum, den natürlichen Lebenszyklus der Bienen so gut wie möglich beizubehalten, während bei der konventionellen Imkerei eine echte Leistung vom "kleinsten Nutztier der Welt" abverlangt wird.

Unterschied zwischen Manuka und normalem Honig

Manuka-Honig ist Honig, der aus dem neuseeländischen Teebaum gewonnen wird. Das auch "Südseemyrte" genannte Gewächs kann nur in seiner Heimatregion ganzjährig überleben. Dort ist es allerdings äußerst weit verbreitet. Tatsächlich wurde es von den ersten Siedlern als Unkraut bekämpft.

Manuka-Honig kann bisher nicht aus deutscher oder europäischer Produktion stammen. Die Südseemyrte kann zwar in den neuseeländischen Hochlagen überleben, ist aber dennoch nicht winterhart. In Europa ist sie deshalb auf eine Existenz als Topf- oder Kübelpflanze beschränkt. Das limitiert vor allem ihr Wachstum. Kann die Manuka in Neuseeland bis zu 15 Meter hochwachsen, ist in Europa bei spätestens vier Metern Schluss. Und schon dafür sind Kübel notwendig, die kaum noch zu bewegen sind.

Denkbar ist es allerdings schon, dass die Manuka als Gewächshaus-Pflanze entdeckt und sie so für die professionelle Honigproduktion genutzt wird. Doch gegenwärtig sind entsprechende Projekte im absoluten Experimentierstadium.

Die hohe Nachfrage nach Manuka Honig macht es schwer, ihn noch als "Bio" Honig zu bezeichnen. Spätestens wenn man die enormen Transportwege einrechnet, ist der "Bio"-Faktor von Manuka-Honig nicht mehr sehr groß. Jedoch ist das auch nicht der Mehrwert, den man von diesem Naturprodukt erwartet.

Der Alleinstellungsfaktor von Manuka-Honig ist seine Eignung als Heilmittel. Er eignet sich hervorragend zur inneren und äußeren Anwendung. Besonders bei letzterer muss sich konventionell erzeugter Honig aus dem Supermarkt geschlagen geben: Eine Wundbehandlung mit Billig-Honig kann eine Infektion sogar verschlimmern. Bei Manuka-Honig genügt die schwächste Konzentration von Methylglyoxal, der MGO 100 Honig, um eine schnelle Wundheilung zu ermöglichen. Je höher die Konzentration von Methylglyoxal ist, desto vielfältiger und wirksamer ist seine Eignung zur Bekämpfung von Infektionen aller Art. Aus dem MGO 400+ oder 500+ wird schließlich sogar der "Medihoney" hergestellt. Dies ist ein aufwändig sterilisierter Manuka-Honig, der tatsächlich in der konventionellen Heilkunde Einzug gehalten hat. Der stärkste Manuka Honig hat die Einstufung MGO 800+- Er wird nur bei besonders schweren oder hartnäckigen Infektionen verwendet.

Normaler Honig ist wohltuend bei Erkältungen und wirkt beruhigend für Hals, Rachen und Nerven. Damit ist seine heilsame Wirkung im Wesentlichen aber schon beschrieben. Bei Manuka-

Honig laufen hingegen noch die Forschungen auf Hochtouren. Seine Wirksamkeit gegen Hauterkrankungen, Viren und Magenverstimmungen hat er schon bewiesen. Man darf gespannt sein, was noch kommt.

Honig - doch nur Zucker?

Konventionell erzeugter Industriezucker und Honig bestehen beide aus den Zuckersorten Glukose und Fructose. Je höher der Glukose-Anteil ist, desto kristalliner wird der Zucker. Je höher der Fructose-Anteil ist, desto flüssiger wird der Zucker bzw. Honig. Nun tritt aber ein bemerkenswerter Effekt ein: Die flüssige Fructose schmeckt süßer als der kristalline Zucker. 10 Gramm Honig süßen daher einen Tee, Kaffee oder Joghurt besser, als die gleiche Menge Industrie-Zucker.

Dazu kommt, dass der konventionelle Zucker nicht dieses Bouquet an Zusatzstoffen enthält, den man in Honig findet: Die Vitamine, Enzyme, Spurenelemente sind alle im Haushaltszucker nicht enthalten. Weißer Industriezucker ist süß - und sonst nichts. Honig kommt hingegen stets mit einer Vielzahl nützlicher Inhaltsstoffe. Diese wirken sogar teilweise senkend auf die Blutfettwerte.

Zusammengefasst lässt sich sagen, dass Honig das bessere Süßmittel ist, als konventioneller Zucker.

Was ist Thymian Honig?

Thymian Honig ist in der Regel konventioneller Honig, der direkt mit Thymiankraut versetzt wurde.

Zwar ist es möglich, in den entsprechenden Regionen auch "reinen" Thymianhonig herzustellen. Doch das ist aufgrund der anspruchsvollen Haltung des Krauts gegenüber seiner Umgebung nur sehr schwer umsetzbar. Der "Echte" Thymian Honig, also Honig, der tatsächlich überwiegend den Thymian-Blüten entstammt, ist entsprechend selten und teuer. Geschmacklich lässt sich aber besonders der Thymian-Honig besonders leicht simulieren: Dazu wird einfach in ein Honigglas etwas frisches Thymian-Kraut eingegeben. Thymian ist für seinen hohen Anteil an ätherischen Ölen gut bekannt. Diese Öle werden vom Honig gut aufgenommen. Nach einigen Tagen des Ziehens und Setzen Lassens, wird das Thymiankraut wieder entnommen oder ausgesiebt. Die ätherischen Öle bleiben zurück und das Ergebnis ist ein mit Thymian versetzter, konventioneller Honig. Da der Begriff "Thymian Honig" nicht geschützt ist, kann er durchaus auch in dieser künstlich erzeugten Form unter diesem Namen vermarktet werden. Solange kein "Bio" im Namen steht, ist alles legal.

Fazit: Honig ist faszinierend

Die faszinierende Welt des Honigs ist so umfangreich wie spannend. Honig ist von der Herstellung bis zur Erforschung seiner

Wirksamkeit ein nie enden wollendes Feld. Die guten Eigenschaften von Honig, sein wohltuender Geschmack und seine allgemeine Verbreitung machen ihn zu einem der beliebtesten Nahrungsmittel überhaupt. Darüber hinaus ist seine Erzeugung biologisch wie wirtschaftlich sinnvoll. Wie innovativ die Honigproduktion auch heute noch angegangen wird, zeigt sich am Beispiel des australischen "Flow-Hive". Diese für den hobbymäßigen und professionellen Gebrauch entworfene Beute macht erstmalig die Entnahme von Honig aus dem Stock möglich, ohne ihn dafür zunächst zerlegen zu müssen. Das bedeutet: Weniger Stress für die Bienen und den Imker, Wegfall von Schleuder und vielem anderen Equipment und eine insgesamt wesentlich schonendere Produktion von Honig. Hierzulande hat sich der "Flow-Hive" zwar noch längst nicht in der konservativen Imker-Szene etablieren können. Weltweit ist er allerdings dermaßen auf dem Vormarsch, dass hier schon ein neuer Standard absehbar ist. Das Beispiel des Flow-Hives, die unermüdliche Forschung an neuen Sorten und Rezepturen und ein insgesamt gestiegenes Umweltbewusstsein machen den Honig zu einem Naturprodukt mit großer Vergangenheit und noch größerer Zukunft. Geraten andere süße Brotaufstriche, wie beispielsweise die Schokoladen-Cremes - aufgrund ihrer umweltschädlichen Herstellungsweise zunehmend in die Kritik, ist Honig nach wie vor ein zweifelsfrei gesundes und ökologisch einwandfreies

Nahrungsmittel.

HÄUFIG GESTELLTE FRAGEN ZU HONIG

Kann man rohen Honig essen?

Bis auf Diabetiker und Babys bis zu einem Alter von einem Jahr ist die Einnahme von rohem Honig für Menschen unbedenklich.

Die direkte Einnahme ist bei Unverträglichkeit auf Milch sogar empfohlen. So kann auch ohne die heiße Milch die wohltuende Wirkung von Honig erzielt werden, wenn Hals- und Rachenschmerzen den Schlaf rauben.

Diabetiker sollten mit der Einnahme von stark zuckerhaltigen Nahrungsmitteln grundsätzlich sehr vorsichtig sein. Sie müssen sich an strenge Diätpläne halten und durch Medikamente die Regulierung ihres Zuckerhaushaltes selbst vornehmen. Ein massiver Eintrag von Zucker in Form von rohem Honig ist für Diabetiker daher nicht empfohlen. Bei Manuka-Honig tritt für Diabetiker ein weiteres Problem auf: Der ansonsten so positive Wirkstoff "Methylglyoxal" hat sich gemäß neuester Studien für diese Zielgruppe als besonders ungeeignet erwiesen. Das Methylglyoxal heftet sich an die Nerven und macht sie empfindlicher. Bei den ohnehin von Schmerzen geplagten, zuckerkranken Personen könnte sich das Leiden durch die Einnahme von Manuka-Honig tatsächlich verschlimmern.

Honig kann, solange er nicht wie der "Medihoney", sterilisert ist, Spuren von Bakterien enthalten. Zwar hat Honig durchaus antibakterielle Eigenschaften. Jedoch kann ausgerechnet einer der gefährlichsten Bakterienstämme, das "Clostridium Botulinum", in ihm überleben. Dieses Bakterium stellt eines der stärksten Gifte der Welt her: Das "Botulin". Die Konzentrationen in rohem Honig sind zwar extrem gering. Jedoch können Babys davon durchaus krank werden.

Ist der Honig antibakteriell?

Normaler Honig hat aufgrund seines Anteils von Zucker und Wasserstoffperoxyd antibakterielle Eigenschaften. Er ist schon seit vielen Jahrhunderten als Naturheilmittel im Einsatz. Allerdings ist er mit einem professionellen Desinfektionsmittel nicht vergleichbar. Eine Sterilität des Honigs kann nur durch eine Bestrahlung mit harten Gamma-Strahlen erreicht werden. Bei dem sogenannten "Medihoney", einem starken Manuka-Honig mit anschließender Desinfektion, wird das auch so gemacht. Normaler Honig ist zwar wohltuend für Hals und Magen. Ihn als "Antibakteriell" zu bezeichnen wäre, zumindest bei billigem Honig aus dem Supermarkt, mit Sicherheit übertrieben.

Was ist der beste Honig der Welt?

Um den Titel "Bester Honig der Welt" streiten sich im Moment einige Sorten. Drei Honigsorten teilen sich gegenwärtig dieses Prädikat:

Griechischer Honig

Russischer Waldhonig

Neuseeländischer Manuka-Honig

Allerdings kommt es sehr darauf an, unter welchen Merkmalen er als "Bester Honig der Welt" bezeichnet werden soll.

Der griechische Honig ist geschmacklich mit Sicherheit ein Spitzenprodukt. Der Honig ist so berühmt, dass er in der Literatur des Abendlandes immer wieder erwähnt wird. Vom griechischen Philosophen Seneca bis zum englischen Dichter Lord Byron finden sich Lobeshymnen auf den gesunden und wohlschmeckenden Honig aus Griechenland.

Er wird im Handel in den Geschmacksrichtungen

Thymianhonig

Pinienhonig

Heidekraut-Honig

Kastanienhonig

Tannenhonig

angeboten. Es ist einigermaßen verwunderlich, warum noch niemand auf die Idee gekommen ist, das markante "Hymettos" sich als Markenname für griechischen Honig zu sichern. Der Honig aus dieser Bergregion Griechenlands soll geschmacklich allen anderen Honigsorten überlegen sein. Gegenwärtig ist der besonders aromatische Thymian-Honig vor allem auf Kreta ein Exportschlager. Preislich ist er dabei noch moderat: Ein Kilogramm kostet gerade einmal 20 Euro.

Der russische Waldhonig kostet indes fast das Vierfache: Mit einem Kilopreis von 80 Euro ist der geheimnisvolle goldene Honig aus der Taiga mit Sicherheit einer der teuersten seiner Art. Dies liegt vor allem an seiner Herstellung: Russischer Waldhonig wird ausschließlich von Wildbienen hergestellt. Die Waldhonig-Imkerei ist entsprechend aufwändig. Statt üblicher "Beuten" - so nennt man die traditionellen Bienenkästen der Imker - werden möglichst naturnahe Behausungen für die kleinen Helfer errichtet. Diese bleiben das ganze Jahr am gleichen Ort. Dadurch werden die Bienen in ihrer natürlichen Entwicklung nicht gestört. Der ganze Prozess der Honiggewinnung ist wesentlich aufwändiger. Dafür ist auch die Ausbeute geringer: Anders, als in der Imkerei üblich, wird den Bienen kein Zuckerwasser als Ersatzstoff angeboten. Sie behalten stets eine ausreichende Menge von ihrem eigenen Honig für sich. Das alles treibt die Preise für den russischen Waldhonig.

Preislich, jedoch auch in seiner Wirksamkeit einzigartig, ist der Manuka-Honig aus Neuseeland. Hier muss man allerdings eines zu feststellen: Im Gegensatz zu griechischem oder russischem Honig, handelt es sich bei Manuka nicht um ein Genussmittel. Zwar schmeckt der Manuka-Honig ebenfalls ganz hervorragend, zumindest in den schwächeren Konzentrationen. Jedoch ist Manuka in erster Linie ein Naturheilmittel und kein Nahrungsmittel. Lebensmittelrechtlich wird er zwar als Nahrungsmittel vermarktet. Doch Manuka nimmt man wegen seiner Wirkung ein, nicht wegen seines Geschmacks.

Der Preis von einem Kilogramm Manuka-Honig hängt von seiner Konzentration an Methylglyoxal ab. Methylglyoxal ist der wirksame Hauptbestandteil von Manuka-Honig, dem seine heilsame Wirkung zugesprochen wird. Folgende Sorten sind im Handel erhältlich:

MGO 100+   EUR 79,60 pro Kilogramm

MGO 250+   EUR 122 pro Kilogramm

MGO 400+   EUR 149 pro Kilogramm

MGO 550+   EUR 272,60 pro Kilogramm

MGO 800+   EUR 639,60 pro Kilogramm

Allerdings ist bereits der schwächste Manuka-Honig mit MGO 100+ ein anerkanntes Medizinprodukt. Er wird in Kliniken sehr erfolgreich bei der Behandlung von offenen Wunden eingesetzt und hat dort seine antibakterielle Wirkung schon bewiesen. Auch zur Behandlung von Infektionen des Magens wurde der MGO 100+ schon erfolgreich eingesetzt. In Summe ist der Manuka-Honig zwar mit Abstand der teuerste. Er fällt aber wegen seiner gänzlich anderen Anwendung aus dem Vergleich heraus. Manuka-Honig kommt in den Tee, wenn man erkältet oder magenkrank ist. Er kommt aber definitiv nicht auf das Frühstücksbrötchen.

Aus ökologischer Sicht ist jedoch ein anderer Honig besonders empfehlenswert: Das ist der Honig vom Imker um die Ecke. Jedes Dorf hat seine eigene Szene an leidenschaftlichen Imkern. Sie arbeiten eng mit der Landwirtschaft und den Obstbauern zusammen und stellen die Bienen zur Bestäubung der Pflanzen. Der Honig ist deshalb ein lokal erzeugtes Produkt. Lange Transportwege und unnötiger Abfall entfallen bei diesem Honig. Die meisten Imker freuen sich sogar, wenn man ihnen die leeren Honiggläser wieder zurückbringt. Nachhaltiger geht die Honigproduktion nicht.

Was ist Bihophar Honig?

Bihopar Honig ist ein Versandhandel, der sich auf ökologisch und nachhaltig produzierten Honig konzentriert. Das Angebot umfasst weltweit produzierte Spitzenhonige. Fair Trade und Ökologie wird aber stets von den Zwischenhändlern und

Produzenten eingefordert. Auch bei regional produzierten Honigsorten ist das Angebot von Bihopar sehr stark. Der wichtigste Aspekt bei den Honigen von Bihopar ist die "Naturbelassenheit". Das sind dann zwar keine Bio-Honige jedoch wird beim Unternehmen größter Wert auf eine schonende und naturnahe Behandlung der Bienen gelegt. Im Ergebnis ist das Angebot von Bihopar durchgehend von bester Qualität zu akzeptablen Preisen. Wer auf der Suche nach einem exzellenten aber nicht übermäßig teuren Honig ist, der wird bei Bihopar fündig.

MANUKA HONIG KAUFEN

Echten Manuka Honig erkennen

Manuka Honig liegt im Trend. Die weltweite Nachfrage nach dem neuseeländischen Spezialhonig wächst stetig an. Schon heute ist an den Zahlen zu erkennen, dass hier etwas nicht mit rechten Dingen zugehen kann: Neuseeland produziert ca. 1700 Tonnen Manuka-Honig pro Jahr. Verkauft werden aber jedes Jahr 10.000 Tonnen an Honig (oder etwas Ähnlichem), welches den Namen "Manuka" trägt. Das bedeutet: Auf jedes Kilogramm echten Manuka-Honig kommen 5,9 Kilogramm gefälschte Ware.

Das ist inzwischen zu einem echten Problem geworden. Selbst seriöse Händler fallen mitunter auf unlautere Zwischenhändler herein. So landen auch immer wieder unechte Manuka-Honige bei ansonsten zuverlässigen Anbietern. Im Moment gilt noch die Regel, dass der Gehalt an Methylglyoxal über die Echtheit von Manuka-Honig Auskunft geben kann. Dieser ist bei gefälschten Produkten nicht oder nur zu einem geringen Teil vorhanden. Über

Testverfahren kann der Methylglyoxal heute relativ schnell festgestellt werden.

Angesichts der Preise, die für hoch konzentrierten Manuka-Honig verlangt werden, bildet sich jedoch eine Gefahr an anderer Stelle. Die Fälscher könnten versuchen, künstlich erzeugtes Methylglyoxal zu verwenden, um die Tests zu täuschen. Tatsächlich ist das Methylglyoxal ein recht standardmäßig verwendeter Wirkstoff, der in Arzneimitteln, Insektenvernichtungsmitteln oder als Reduktionsmittel verwendet wird.

Methylglyoxal ist im Fachhandel für Chemie zu ca. 800 Euro für einen Liter erhältlich. Es handelt sich dabei um eine 40%ige Lösung in reinem Wasser. Man bekommt also für 800 Euro 400 ml reines Methylglyoxal. Der stärkste Manuka-Honig mit MGO 800+ hat nur 0,8 Gramm pro Kilogramm Honig. Er ist aber mit 640 Euro pro Kilogramm mit Abstand der teuerste am Markt erhältliche Honig. Das bedeutet im Umkehrschluss: Aus der Literflasche Methylglyoxal-Lösung lassen sich fast 500 Kilogramm minderwertigen Honig in den teuersten Manuka-Honig verwandeln. Zwar wurde noch kein Fall dieser Art öffentlich gemacht. Es wäre naiv zu glauben, wenn die Produktfälscher nicht bereits selbst auf diese Idee gekommen sind.

Manuka Honig sicher kaufen

Bislang war die Ermittlung des Gehaltes an Methylglyoxal die Methode der Wahl, um die Echtheit von Manuka herzustellen. Die enorme Nachfrage und die riesigen Gewinnspannen setzen die

Produzenten jedoch unter einen erheblichen Druck. Darum wurden zwei Gütesiegel entwickelt, welche die Echtheit des Manuka-Honigs bestätigen sollen. Zum einem ist das bekannte MGO+-Siegel mit genauer Gehaltsangabe von Methylglyoxal ein wichtiges Indiz für die Echtheit des Produkts. Etwas weniger bekannt aber ebenso aussagekräftig ist das UMF-Siegel. UMF bedeutet "Unique Methylglyoxal Factor" Im Gegensatz zur Produktbezeichnung "Manuka" sind UMF und MGO+ geschützt und dürfen nur von zertifizierten Herstellern bzw. Instituten verwendet werden.

Gefälschten Manuka Honig erkennen

Fehlt ein MGO+ oder UMF Siegel, ist der Honig zumindest nicht geprüft und auf seinen Methylglyoxal-Gehalt untersucht worden. Besonders kritisch wird es jedoch, wenn nur "Manuka" oder blumige Phantasie-Bezeichnungen aufgedruckt sind. "Active" oder "Active Plus" sind hier als bekannte Manuka-Derivate zu nennen. Da es aber wie beschrieben recht einfach ist, Methylglyoxal künstlich dem Honig hinzu zu setzen und die Analyse damit zu verfälschen, geht die Echtheitsprüfung noch weiter. Das Gute ist: Die Herkunft des Honigs lässt sich bis zum Imker und sogar bis zur einzelnen Beute (dem Bienenkasten) zurückverfolgen. Die neuseeländische Regierung hat hierzu ein lückenloses Nachweissystem aufgebaut, welches für die vollständige Transparenz sorgt. Manuka Honig gehört damit zu den am besten kontrollierten Lebensmitteln.

Was ist Manuka Sirup?

Manuka Sirup ist ein Produkt, das aus Manuka Honig gewonnen wird. Der Sirup wird in der Konzentration von MGO 400+ angeboten und zählt damit zu den stärkeren Manuka-Produkten. Allerdings ist der Sirup nur mit ca. 13% Manuka-Honig angereichert. Der Rest ist Wasser, ätherische Öle und andere Zutaten, die das Immunsystem stärken sollen. Er ist etwas billiger als der reine Manuka-Honig und besonders gut für Kinder geeignet.

Was ist der UMF?

UMF bedeutet "Unique Manuka Faktor" und ist die zweite Maßeinheit, mit welcher der Manuka-Honig klassifiziert werden kann. UMF und MGO sind nicht einheitlich übertragbar. Man kann sich lediglich entlang einer Tabelle orientieren, welcher UMF zu welchem MGO gehört.

UMF 5+ = MGO 83 = Keine MGO-Klassifizierung

UMF 10+ = MGO 263 = Klasse MGO 250+

UMF 12+ = MGO 356 = Klasse MGO 250+

UMF 15+ = MGO 514 = Klasse MGO 400+

UMF 18+ = MGO 696 = Klasse MGO 550+

UMF 20+ = MGO 829 = Klasse MGO 800+

Insgesamt ist die MGO-Klassifizierung eindeutiger und trennschärfer. UMF wird im Wesentlichen nur für den heimischen Gebrauch in Neuseeland verwendet. International dominiert die MGO-Klassifizierung von Manuka Honig.

Was kostet Manuka-Honig?

Der Preis von Manuka Honig ist im Wesentlichen von seinem Gehalt an Methylglyoxal abhängig. Je stärker der Wirkstoff im Honig konzentriert ist, desto teurer ist der Preis pro Kilogramm. Dazu können auch Unterschiede im Preis je nach Marke und Aufwand der Analsye auftreten. Gegenwärtig haben sich folgende Richtpreise für Manuka Honig etabliert:

MGO 100+	EUR 7,96 /100g
MGO 250+	EUR 12,20 /100g
MGO 400+	EUR 14,90 /100g
MGO 550+	EUR 27,26 /100g
MGO 800+	EUR 63,96 /100g

Darüber hinaus bieten manche Hersteller einen MGO 30 + als "Honey Blend", also Mischhonig, an. Dieser kostet ca. EUR 5,30 / 100gramm. Da er aber nur unwesentlich billiger ist als der "echte" MGO 100+ ist dieses Produkt nicht unbedingt empfohlen.

Manuka Honig aus der Apotheke

Wer kein Reformhaus in der Nähe hat, der kann Manuka Honig auch in der Apotheke kaufen. Vorrätig haben ihn allerdings nur die wenigsten Fachgeschäfte. Auch dort muss er zunächst bestellt werden. Jedoch wird eine Apotheke ihren Manuka-Honig nicht im normalen Versandhandel, sondern bei ihrem Arzneimittelvertrieb ordern. Das gibt dem Kunden ein gewisses Vertrauen in die Qualität und die Herkunft des Honigs. Die Wahrscheinlichkeit, in einer Apotheke einen gefälschten Manuka Honig zu erstehen ist daher sehr gering. Außerdem erhält man in einer Apotheke stets eine exzellente Beratung, insbesondere welcher Manuka-Honig der Beste für die jeweilige Anwendung ist. Viel hilft nicht immer viel - für eine äußerliche Anwendung ist beispielsweise bereits ein relativ schwacher MGO 100+ vollkommen ausreichend. Darüber hinaus kann der Apotheker auch über die zahlreichen Produkte beraten, die aus Manuka-Honig gewonnen werden: Manuka Lippenbalsam, Tees, Cremes, Aufgüsse - die Liste der Manuka-Produkte ist lang. Als Laie sich darin orientieren zu wollen ist recht aufwändig.

Ein Nachteil kann sein, dass in einer Apotheke auch heute noch vorwiegend Apotheken-Preise gezahlt werden. Mit einem Aufschlag von 10-30% muss man deshalb im Arzneimittelgeschäft rechnen. Doch das ist nicht zwingend der Fall. Häufig genug kosten die Manuka-Produkte in der Apotheke exakt das Gleiche wie im Online-Handel.

Manuka Honig online kaufen

Die Bestellung über das Internet ist mit Sicherheit die billigste Art um an sein Manuka-Produkt zu kommen. Außerdem sind die Auswahl und das Angebot dort am größten. Der Online-Kauf hat jedoch zwei Nachteile:

- Hoher Recherche-Aufwand
- Gewisse Wahrscheinlichkeit, gefälschte Ware zu kaufen

Anders als bei einer exzellenten Beratung durch einen geschulten Apotheker muss der Kunde im Internet selbst herausfinden, was er wirklich benötigt. Das bringt immer die Gefahr mit sich, das falsche Produkt zu kaufen oder die Manuka-Konzentration viel zu hoch anzusetzen. Viel hilft eben nicht immer viel - das gilt ganz besonders bei Produkten zum Erhalt der Gesundheit. Zwar gibt es bislang noch keinen Fall der Überdosierung von Methylglyoxal durch Manuka Honig. Jedoch hat eine zu hohe MGO+ - Konzentration für den Käufer auf jeden Fall eine negative Auswirkung: Das Produkt wird viel zu teuer.

Manuka Honig aus dem Reformhaus

Reformhäuser werben stets mit ihrem biologisch und nachhaltig hergestellten Lebensmittel mit strenger Kontrolle. Über Zweifel an der Qualität und Echtheit ihres Manuka-Honigs sollten die Reformhäuser daher erhaben sein. Eine lückenlose Nachvollziehbarkeit der Herkunft der Manuka-Produkte ist deshalb in Reformhäusern gesichert. Jedoch handelt es sich bei diesen Läden um normale Geschäfte. Das Personal bedarf keiner besonderen Schulung. Im Gegensatz zur Apotheke ist die Beratung daher in Reformhäusern immer ein Glücksspiel.

Manuka Honig aus dem Drogeriemarkt

Echte Drogerien gibt es leider nicht mehr. War der Drogist in früheren Zeiten ähnlich angesehen wie der Apotheker, ist dieser Berufsstand leider heute verschwunden. Die Übermacht der Drogeriemarkt-Ketten hat die Inhaber geführten Kleingeschäften leider überall verdrängt.

Großes Angebot und günstige Preise sind die Geschäftsmodelle, mit denen heute Drogerie-Produkte verkauft werden. Dies geht zu Lasten der Beratung. Die Drogerie ist daher zwar eine recht preiswerte Quelle für Manuka-Honig-Produkte. Auch kann man sich in den Drogerieketten der Qualität und dem Herkunft des Produkts sicher sein. Jedoch sollte man sich im Vorfeld genau informieren. Eine tiefergehende Beratung kann man in einem Drogeriemarkt nicht erwarten.

Wie wird Manuka Honig richtig gelagert?

Die meisten professionellen und seriösen Hersteller von Manuka Honig füllen ihn in dunkel gefärbte Gläser ab. Sie sind meist lila gefärbt. Diese Farbe absorbiert die harte UV-Strahlung der Sonne am besten. Trotzdem ist die beste Lagerungsmethode für Manuka-Honig

- Kühl

- Dunkel

- Trocken

In den Kühlschrank muss er allerdings nicht gestellt werden.

Trockenheit ist hingegen sehr wichtig. Wie jeder Honig ist auch der Manuka-Honig stark zuckerhaltig. Das ist bei seiner Anwendung als Wundverband auch sehr willkommen, denn durch seine 80% Zucker Anteile ist er hygroskopisch. Das bedeutet, er zieht Wasser an. Bei der Lagerung ist das aber wiederum von Nachteil: Wird der Honig unverschlossen in einem Raum mit hoher Luftfeuchtigkeit gelagert, wird er innerhalb kürzester Zeit verwässern. Anschließend wird er vergären und ungenießbar werden. Das sollte man bei dem teuren Manuka Honig unbedingt vermeiden.

Weitere Manuka Produkte

Manuka Honig und seine Ursprungspflanze, der neuseeländische Teebaum, werden auch für eine Vielzahl weiterer Produkte verwendet. Die am häufigsten verwendeten Manuka-Produkte sind:

- Manuka Öl

- Kapseln und Tabletten

- Lippenbalsam

- Cremes

- Bonbons

- Sprays, insbesondere Rachenspray

- Zahnpasta

Manuka Öl wird direkt aus der Südseemyrte, dem eigentlichen Manuka-Baum, gewonnen. Es ist ein hochwirksamer und natürlicher

Stresslöser. Sein angenehm krautiger Duft ist sehr erdig und würzig mit einer warmen Note. Das hilft bei seelischer Not. Vor allem empfindliche Personen können sich in schwierigen Lebenslagen durch Manuka-Öl etwas Entspannung und Erholung verschaffen - und das völlig natürlich und ohne Nebenwirkungen. Das Manuka-Öl wird als Duftöl verabreicht. Es ist damit wesentlich bekömmlicher als die chemischen Lufterfrischer. Die ideale Kombination ist mit frischen Zitrusfrüchten.

Auch mit anderen Duftölen ist das Manuka-Öl sehr gut kombinierbar. Dazu eignen sich beispielsweise Lavendel, Kanuka, Niauli, Bergamotte, Sandelholz, Cajeput oder Ylang-Ylang.

Manuka Honig wird als Nahrungsmittelergänzung zu Kapseln verarbeitet. Darin wird er mit anderen Wirkstoffen kombiniert. Die "Flu Orto" Kapseln enthalten beispielsweise Salix Alba, Acerola, Cinchona succirubra , Ginseng, Manuka Honig, Manuka Öl und Zink. Wie sein Name (Flu) schon andeutet, wird es als natürliches Heilmittel bei Erkältungen verwendet. Seine Inhaltsstoffe sind jedoch ganzjährig eine sinnvolle Ergänzung zu einer gesunden Ernährung.

Manuka Honig ist in der äußeren Anwendung besonders wirksam. Da das Hantieren mit dem puren und flüssigen Honig nicht sehr praktisch ist, wird er auch für Lippen-Pflegestifte verarbeitet. Er wirkt nicht nur heilsam bei trockenen und spröden Lippen. Auch bei Härtefällen, wie beispielsweise Herpes, kann Manuka-Lippenpflege sehr gut helfen. Die etwa 10 Euro teuren und rein biologisch/vegan produzierten Lippen-Pflegestifte sind sehr ergiebig und Herpes-Patienten sehr empfohlen.

Neben dem reinen Manuka-Honig stellen die Manuka-Cremes die größte Auswahl an Manuka-Produkten. Angeboten werden: Gesichtscremes, Hautpflegemittel, Hand- und Nagelcremes, Body Lotions, Wundheilsalben und Verbrennungssalben. Letztere sind besonders bei Sonnenbränden sehr gefragt. Um wirksam zu sein, muss die Creme einen ausreichenden MGO besitzen. Für äußere Anwendungen ist jedoch ein MGO von 100 - 250 mg/kg völlig ausreichend.

Manuka-Bonbons sind Lutschpastillen, die besonders bei Erkältung eingenommen werden können. Sie entfalten im gesamten Mund-Rachenraum ihre Wirkung. Da die Bonbons nur langsam im Mund schmelzen, kann sich der Wirkstoff im Manuka ganz im entzündeten Gebiet ausbreiten. Das macht sie bei den Erkältungen so ganz besonders effektiv.

Bei akuten und hartnäckigen Fällen kann auch Manuka-Spray angewendet werden. Bei diesen hochwirksamen Präparaten wird auch ein entsprechend hoch dosierter Honig als Grundlage genommen: Manuka-Spray hat, um wirklich schnell wirken zu können, einen mindesten MGO von 400+. Daneben sind Manuka-Öl und andere biologische und gesunde Zusatzstoffe enthalten, welche bei Entzündungen, Aphten und Verletzungen der Mundschleimhaut schnell helfen können. Obwohl das hoch konzentrierte und damit recht teure MGO 400+ für die Herstellung eingesetzt wird, ist das Rachenspray aus diesem Honig noch recht preiswert zu haben.

Den süßen Manuka-Honig zu Zahnpasta zu verarbeiten ist mit Sicherheit eine ungewöhliche Idee. Tatsächlich gibt es aber eine Vielzahl von Zahnpflege-Produkten, welche die positiven Eigenschaften von Manuka-Honig, Öl und Propolis nutzen. Der Süße des Honigs wirkt das hoch konzentrierte MGO 400+ entgegen, so dass der Karies keine Chance bekommt. Das macht die tatsächlich etwas süßlich schmeckende Zahnpasta besonders bei Kindern sehr beliebt. Manuka-Zahnpasta kann deshalb dazu beitragen, den Kindern die tägliche Zahnpflege-Routine anzugewöhnen.

Methyglyoxal als Medikament

Manuka-Honig ist nicht die einzige Bezugsquelle für Methylglyoxal. Tatsächlich ist diese chemische Verbindung ein recht gewöhnlicher Grundbaustoff für eine Vielzahl von Anwendungen. Der größte Anbieter von künstlich hergestelltem Methylglyoxal ist der Pharma-Hersteller Merck. Es wird dort unter dem Handelsnamen "SIGMA M0252" vertrieben. Methylglyoxal wird recht erfolgreich in der Entwicklung von Insektiziden eingesetzt. In der reinen, konzentrierten und künstlich hergestellten Form wird Methylglyoxal für die Herstellung von Medikamenten verwendet.

Medihoney - der medizinische Honig

Die Wirksamkeit von Manuka-Honig war so erstaunlich, dass er zum "Medihoney" weiterentwickelt wurde. Dies ist Manuka-Honig, der durch harte Gammastrahlen sterilisiert wurde. Dieser keimfreie Manuka-Honig wird in mehreren deutschen Kliniken sehr erfolgreich bei der Wundbehandlung eingesetzt. Kritische Stimmen gibt es bei dieser Form der Anwendung kaum. Medihoney eignet sich deshalb durchaus auch für die Hausapotheke. Mit einem Euro pro Gramm ist er jedoch sehr teuer. Aufgrund seiner chemischen Zusammensetzung ist er aber sehr haltbar. Eine 20-Gramm-Tube Medihoney ist deshalb in jeder Hausapotheke gut aufgehoben.

Allerdings handelt es sich auch bei Medihoney um einen süßen Honig. Wenn also eine Wunde damit im Sommer behandelt wurde, sollte der Patient besser im Haus bleiben. Sonst hat man schnell unerwünschte Plagegeister wie Fliegen oder die stechenden Wespen am Verband hängen.

Manuka Honig für den Garten

Manuka wird auch eine immer beliebter werdenden Pflanze für den heimischen Garten. Sie sind an sich recht einfach in der Pflege und anspruchslos in der Haltung. Allerdings gibt es beim Besitz einer Südseemyrte einen kleinen Haken: Die Pflanze ist nicht winterhart. Während der kalten Jahreszeit muss sie in einem temperierten Gewächshaus gelagert werden, sonst ist sie nach dem zweiten Frost tot. Daraus folgt, dass die Manuka hierzulande ausschließlich als Topf- und Kübelpflanze zu halten ist.

Gekauft wird die Südseemyrte am besten als fertig angezogener Busch. Eine kleine Topfpflanze kostet ca. 25 Euro. Sie ist wegen ihres dichten Blütenstandes sehr schön anzusehen.

Das Ziehen von Manuka-Keimlingen aus Samen ist jedoch nicht ganz einfach. Es müssen hier eine Vielzahl an Faktoren beachtet werden, um die winzigen, fadenförmigen Samen zum Keimen zu bewegen. Darum ist der Kauf einer fertigen Pflanze die bessere Option für Neulinge bei der Manuka-Zucht. Die Pflanze kann in Deutschland etwa 2 Meter hoch werden. Dann wird ihre Handhabung in Kübeln aber bereits zu einer Herausforderung.

Manuka Propolis

Nach Honig und Wachs ist das geheimnisvolle Propolis das dritte Produkt der Honigbiene, das vom Menschen gewonnen und verarbeitet wird. Propolis ist eine harzartige Substanz. Sie wird von der Biene produziert, um Löcher zu stopfen und Fremdkörper einzuhüllen.

In einem Bienenstock herrscht eine gleichmäßige Temperatur und Luftfeuchtigkeit. Im Grunde sind dies ideale Bedingungen für Keime und für Pilze. Um den Bau aber sauber und steril zu halten, hat die Natur den Bienen die Fähigkeit zur Produktion von Propolis geschenkt. Dieser Wunderstoff ist ein keimtötendes Desinfektions- und Versiegelungsmittel, welches hoch wirksam alle unerwünschten Mikroorganismen im Bau bekämpfen kann.

Die sterilisierende und heilende Wirkung von Propolis ist schon seit Jahrhunderten bekannt. Deshalb wird es auch gezielt hergestellt. Die Imker hängen ein feinmaschiges Netz aus Kunststoff in den Bau. Da die Bienen es nicht entfernen können, hüllen sie es mit der Propolis ein. Nach einer Weile wird das Netz entnommen und das Propolis durch Auflösen in Alkohol gewonnen.

Die Wirkungen von Propolis sind:

- Antioxidativ: Beruhigend und Alterungshemmend
- Antimikrobielle und virostatische
- Wundheilung fördernd
- Zytotoxische: Krebszellen abtötend.

Manuka-Propolis verstärkt diese Wirkungen nochmals Wie im Honig, ist das Methylglyoxal auch in der Propolis enthalten. Im Handel wird Manuka-Propolis als Tinktur, Lutschbonbons, Spray, Zahnpasta und Kapseln verkauft. Die Kombination der bereits antimikrobakteriellen Eigenschaften von Propolis und Methylglyoxal machen Manuka-Propolis zu einem der am höchsten wirksamen Naturheilmittel.

Die Versuche zur Krebsbekämpfung mit Propolis sind jedoch noch in der Erforschung. Man sollte sich hier fairerweise keine Wunder erhoffen. Aber in Tierversuchen wurde bereits festgestellt, dass Propolis Krebszellen tatsächlich abtöten kann.

Fazit

Manuka Produkte sind in großer Zahl im Handel vertreten. Mit Achtsamkeit und Aufklärung kann man die Gefahr von Fehlkäufen deutlich reduzieren. Es muss dabei nicht immer die Apotheke als Bezugsquelle gewählt werden. Kennt man sich ein wenig mit der Materie aus, ist ein zuverlässiger und renommierter Online-Shop durchaus zum Bestellen von Manuka-Produkten geeignet. Wichtig dabei ist, auf die MGO/UMF Siegel zu achten. Manuka-Produkte haben ihren Preis aber die enorme Wirksamkeit dieses Naturheilmittels macht es in jedem Fall seinen Preis auch wert.

WIRKUNG VON MANUKA-HONIG

Manuka-Honig ist als Nahrungsmittel deklariert. Lediglich seine Variante, der sterilisierte "Medihoney" wird offiziell in der Medizin zur äußeren Wundbehandlung eingesetzt. Dennoch ist Manuka-Honig vor allem als Naturheilmittel geschätzt. Sein hoher Preis macht ihn auch als Brotaufstrich oder Süßungsmittel zum Tee eher ungeeignet. Wohldosiert, bei akuten Fällen oder nur als Prophylaxe eingesetzt, kann Manuka-Honig seine heilende Wirkung bei jedem entfalten. Besonders bei regelmäßiger, wohl dosierter Einnahme wirkt der Manuka-Honig stärkend auf das Immunsystem. Infektionsherde werden innerlich bereits im Keim bekämpft und das Immunsystem damit entlastet. Vor allem der in Magensäure überlebende Helicobacter Pylori konnte bereits nachgewiesenermaßen mit Manuka-Honig bekämpft werde. Die Folge eines intakten Immunsystems ist nicht nur das Ausbleiben der Ausbrüche von Krankheiten. Auch die allgemeine

Leistungsfähigkeit nimmt durch eine dauerhafte Abwehrfähigkeit von Infektionen aller Art zu. Müdigkeit und Abgeschlagenheit wechselt zu Energie und Lebensfreude - Manuka Honig kann dabei helfen, diesen Zustand dauerhaft zu halten.

Manuka Honig und die Leber

Die Leber ist neben den Nieren das zentrale Entgiftungsorgan für den Körper. Sie beseitigt alte Blutzellen, Stoffwechselprodukte und aufgenommene Giftstoffe im Körper. Darüber hinaus speichert sie Glukose und Fett. Bemerkenswert ist auch ihre Fähigkeit zur Regeneration: Auch eine stark angegriffene Leber kann mit einer entsprechenden Behandlung in vielen Fällen wieder vollständig ausheilen. Allerdings sollte für die gezielte Behandlung der Leber ein Manuka Honig mit einem höheren MGO verwendet werden. Das Methylglyoxal muss schließlich seinen Weg durch den Magen und Darm in das Blut finden, bis es an der Leber seine heilsame Wirkung entfalten kann. Dazu ist ein Honig mit einem MGO von mindesten 400+ sinnvoll. Es genügen aber auch hier bereits die Einnahme von ca. 2 Teelöffeln Manuka-Honig täglich, um eine Leber erfolgreich behandeln zu können.

Manuka Honig gegen Herpes

Herpes ist eine Hautkrankheit, die wie kaum eine andere durch äußere Faktoren zum Ausbruch kommen kann. Herpes ist ein Virus, der sich in der Lippengegend und im Genitalbereich einnisten kann. Die Durchseuchungsrate ist indes erschreckend: Schätzungsweise 50-80% aller Erwachsenen Menschen tragen dieses Virus im Körper. Da er durch Tröpfcheninfektion übertragen wird, ist seine weitere Ausbreitung praktisch unvermeidlich.

Die Medizin bekämpft den Herpes schon seit Jahrzehnten mit wechselndem Erfolg. Eine Impfung gegen diese lästige und unangenehme Krankheit ist seit 2014 in der klinischen Erprobungsphase. Manuka hat hingegen eine zweigeteilte Wirkung gegen die Symptome von Herpes.

Lippenbalsam aus Manuka-Honig zeigt offenkundig eine akzeptable Wirkung bei den Anwendern. So berichten es jedenfalls viele begeisterte Personen, welche dieses Mittel zur Bekämpfung dieser Plage getestet haben. Teebaumöl hingegen wirkt nur bedingt. Dagegen kann es bei einem lang andauernden Auftrag auf die betroffenen Hautpartien für eine Irritation der Dermis führen. Wenn also Herpes mit Manuka behandelt werden soll, dann ist der reine Honig oder ein Produkt aus Manuka Honig bzw. Propolis dem Teebaumöl vorzuziehen. Bei einer Wundbehandlung werden im klinischen Bereich bereits sterilisierte Manuka-Honige mit einem MGO 100+ verwendet. Herpes ist jedoch ein lästiges und schmerzhaftes virales Ärgernis. Hier sind durchaus höhere Konzentrationen bis 400+ empfohlen. In der äußerlichen Anwendung kann man Methylglyoxal in Manuka-Honig kaum überdosieren. Hier gilt also: Viel hilft viel.

Manuka Honig gegen Akne

Manuka ist in der äußerlichen Anwendung nachgewiesenermaßen sehr effektiv. Das Angenehme dabei ist, dass bereits der relativ schwache MGO 100+ Honig für eine äußere Behandlung ausreichend hoch konzentriert ist. Abgesehen vom hartnäckigen Herpes kann dieser Honig für die meisten Hauterkrankungen und Verletzungen gleichermaßen verwendet werden.

Zur Bekämpfung von Akne empfiehlt sich das Auftragen einer Maske. Der kühle Honig wird direkt auf die Haut aufgestrichen und etwa 60 Minuten langziehen lassen. Es empfiehlt sich, sich dazu hinzulegen und den Kopf auf ein großes, sauberes Handtuch zu betten. Nach einer Stunde wird die Honig-Maske abgewaschen.

Manuka-Honig wirkt hier besonders gut bei Eiterpickeln. Neben den antibakteriellen Wirkstoffen ist auch der hohe Zuckergehalt bei den kleinen Infektionsherden die richtige Waffe. Der Zucker entzieht den Bakterien das Wasser, wodurch sie sich nicht mehr vermehren können. Dadurch trocknen die Pickel aus und die Haut heilt ab.

Wem das Auftragen einer reinen Honigmaske eine zu klebrige Angelegenheit ist, kann den Manuka Honig auch mit Quark mischen.

Manuka Honig gegen Falten

Als größtes Organ des Körpers steht die Haut natürlich unter einer ganz besonders hohen Belastung. Nicht nur die wechselfeuchte Luft macht ihr zu schaffen. Die gravierendsten Umwelteinflüsse für die Haut sind vor allem die Schadstoffe und die UV-Strahlung der Sonne. Bei einer falschen Ernährung und Vernachlässigung der Hautpflege kann es daher schnell zu einer Hauterkrankung kommen. Neurodermitis und Schuppenflechte zählen zu den häufigsten Hautkrankheiten. Doch auch Pilze wie Hefen können sich an schlecht belüfteten und dauerfeuchten Falten breit machen. Manuka Honig kann zwar dabei helfen, das Immunsystem zu stärken und die Haut von innen heraus gesunden zu lassen. Besonders wirksam ist der Honig aus Neuseeland aber bei der direkten Anwendung auf die betroffenen Stellen

Es muss aber nicht immer gleich der Ausbruch einer Krankheit drohen, um sie mit Manuka-Honig ein wenig aufzufrischen. Selbst bei kleinen Falten oder einfach nur als Anti-Müdigkeits-Programm kann eine Manuka-Quark-Maske wieder zu einem angenehm frischen Teint verhelfen. Dazu wird einfach ein Teelöffel Manuka-Honig mit einer halben Tasse frischen Quark vermischt und auf das Gesicht aufgetragen. Nach einer 15 Minuten wird die Maske abgespült. Wenn diese Anwendung einige Tage wiederholt wird, stellt sich schnell ein positiver Effekt ein. Man sieht nicht nur jugendlicher aus, man fühlt sich auch so.

Manuka Honig bei Ekzemen

Ekzeme sind Irritationen der Haut, die durch eine körpereigene Reaktion hervor gerufen werden. Solange es sich dabei nicht um eine Kontaktallergie handelt, kann Manuka zur Therapie der betroffenen Stellen eingesetzt werden. Falls die Reaktion der Haut aufgrund eines allergischen Auslösers auftritt, muss dieser zunächst abgestellt werden, bevor die Manuka-Behandlung wirken kann.

Ekzeme äußern sich durch verschiedene Symptome: Bläschenbildung, Rötung und Juckreiz sind typische Merkmale einer ekzematischen Erkrankung. Wenn sich jedoch Eiter oder ein unangenehmer Geruch dazu gesellt, sollte schnellstmöglich ein Arzt aufgesucht werden: Eine ekzematische Erkrankung ist anfällig für eine Folgeinfektion durch aggressive Bakterien.

Manuka wirkt bei diesen akuten Fällen vor allem in seiner öligen Form. Neben dem hervorragenden Honig kann auch das Manuka-Öl hier besonders heilsam auftreten. Einzeln oder in einem Gemisch von einem Teelöffel Öl auf einem Esslöffel Honig direkt auf den betroffenen Stellen zu verreiben und einziehen lassen wird einen heilsamen Effekt nicht lange auf sich warten lassen.

Manuka Honig und Cholesterin

3. Cholesterin ist ein körpereigener Stoff, der als "kristallines Fett" bezeichnet werden kann. Es ist eine sehr harte und

widerstandsfähige Substanz. Für den Körper ist Cholesterin sehr wichtig, da mit diesem Stoff sowohl die Zellwände als auch die Zellzwischenräume stabilisiert werden. Unser westlicher, moderner Lebensstil verleitet unsere Körper aber dazu, viel zu viel Cholesterin zu bilden. Es neigt bei einer Überproduktion dazu, die Blutgefäße zu verstopfen. Tatsächlich geht ein Großteil der Herzerkrankungen und Schlaganfälle auf durch Cholesterin ausgelöste Thrombosen zurück. Eine weitere häufige Erkrankung mit Cholesterin sind beispielsweise Gallensteine.

Honig ist bereits ganz allgemein ein guter und natürlicher Cholesterinsenker. Hier sind es vor allem die dunklen Sorten, die sich als besonders wirksam erwiesen haben. Es sind die darin enthalten Antioxidantien, die effektiv zur Bekämpfung des Cholesterins sind. Manuka Honig ist zwar in seiner höchsten Konzentration, dem MGO 800+, tatsächlich dunkler als die schwächeren Sorten. Jedoch muss sich Manuka Honig in seiner Cholesterin senken Wirkung dem dunklen Waldhonig gegenüber geschlagen geben. Dessen Wirksamkeit wird von Manuka nicht erreicht. Es spricht jedoch nichts dagegen, die Vorzüge beider Honige zu kombinieren: Bereits ein Teelöffel dunkler Waldhonig täglich senkt das Risiko, um an durch Cholesterin verursachte Ateriosklerose zu senken. Ergänzt man diesen einen Teelöffel Waldhonig um einen weiteren Löffel Manuka MGO 400+, hat man schon einen guten Grundstein für einen gesunden, erfolgreichen

Tag gelegt.

Manuka Honig gegen Krebs: Chemotherapie?

Manuka Honig ist mit Sicherheit ein sehr interessantes Naturheilmittel. Doch bei aller Bekömmlichkeit und Freiheit von Nebenwirkungen: Wunder darf man von diesem Bienenextrakt nicht erwarten. Will sagen: Manuka Honig als Alternative zur Chemotherapie anzupreisen ist mehr als unseriös - es wäre lebensgefährlich. Als Krebspatient gehört man in die bestmögliche, professionelle Behandlung um diese grimmige Krankheit überstehen zu können.

Doch die Krankheit Krebs hat ihren Namen nicht von ungefähr. Sie bezeichnet den Prozess, in dem ein Mensch quasi rückwärts in sein Grab läuft: Er verliert rapide an Gewicht und zehrt von innen heraus aus. Da kann das wohlschmeckende und wohltuende Manuka tatsächlich ein wenig helfen, durch die anstrengende Zeit der Chemotherapie zu kommen. Die kalorienreiche Nahrung, kombiniert mit seiner milden heilsamen Wirkung und Stimulierung des Immunsystems kann zumindest dabei helfen, die Zeit der Rekonvaleszenz etwas angenehmer zu gestalten.

Krebs, insbesondere wenn er durch massive Chemotherapie behandelt wird, zerstört vorübergehend das Immunsystem. Das macht den Körper anfällig gegen Hautkrankheiten aller Art. Vor allem dann, wenn der Patient quasi dauernd bettlägerig ist. Hier kann Manuka Honig in der äußeren Anwendung ebenfalls dabei helfen, die Heilung der Nebenerkrankungen zu beschleunigen. Manuka Honig gehört dadurch zwar nicht in den Heilplan einer Krebstherapie. Es kann aber einen kleinen Beitrag dazu leisten, das Leiden der betroffenen Personen zu lindern und zu verkürzen.

Manuka Honig Gegen Schuppenflechten? /Juckreiz

Manuka Honig kann auf zwei Arten gegen Schuppenflechten oder Juckreiz eingesetzt werden. Wird täglich 1-2 Teelöffel Manuka-Honig MGO 400+ genommen, wird dies schnell eine Stärkung des Immunsystems zur Folge haben. Eine Schuppenflechte kann als Ursache eine allergische Überreaktion oder eine Infektion mit einem Pilz oder einem Bakterium als Ursache haben. Beides lässt sich auch direkt durch Bestreichen der betroffenen Partien behandeln. Vor allem dann, wenn es sich um ein nässendes Ekzem handelt, hilft der stark zuckerhaltige Manuka-Honig dabei, die wunde Stelle schnell auszutrocknen. Die heilsame antibakterielle Wirkung des Methylglyoxal hilft zusätzlich dabei, die offene Stelle sauber zu halten. So werden Folgeinfektionen wirkungsvoll vermieden. Wichtig ist dabei, dass der Verband täglich mehrmals gewechselt wird. Es ist durchaus richtig, dass der hohe Zuckeranteil den Bakterien das Wasser zum Wachstum entzieht. Jedoch ist Zucker auch die reine Energie für Mikroorganismen. Damit der Manuka-Honig-Verband gegen die

Schuppenflechte nicht doch zum Turbo für weitere Infektionen wird, ist eine tägliche Reinigung und Auffrischung des Verbands sehr wichtig.

Manuka Honig Bei Durchfall?

Durchfall hat immer eine Ursache. Wenn es ein Überkonsum an Trockenobst, Pflaumen oder Sauerkraut war, kann auch Manuka nicht viel machen. Handelt es sich aber um eine körpereigene Reaktion zur Bekämpfung einer Darminfektion, kann Manuka Honig hier heilend eingreifen. Es muss jedoch nicht gleich eine Invasion von Mikroorganismen vorliegen, wenn die Verdauung plötzlich verrücktspielt. Eine Darmentzündung kann auch die Folge einer allergischen Reaktion sein - oder man hat ganz einfach sich ein "Reizdarmsyndrom" eingefangen. Diese unvermittelt auftretenden Durchfallattacken sind noch nicht restlos erforscht. Man vermutet jedoch auch psychische Ursachen sowie in den meisten Fällen eine Unverträglichkeit gegen Gluten oder Laktose als Ursache. Diese sollte man zunächst genau eingrenzen, bevor man sich mit dem teuren Manuka Honig an einen Therapieversuch wagt. Da die Verdauungsstörung ziemlich weit hinten im Verdauungstrakt hilft, muss das heilsame Methylglyoxal in ausreichender Menge dort ankommen. Das geht nur auf zwei Wegen: Soll Manuka-Honig eingenommen werden, ist eine entsprechend hohe Konzentration notwendig. Ein MGO 400+ ist hier das mindeste, was als Schluck-Therapie bei Durchfall in Frage kommt. Es gibt jedoch noch einen anderen Weg: Manuka Honig als Zäpfchen.

Erstaunlicherweise gibt es keine fertigen Manuka-Honig-Zäpfchen zu kaufen. Man kann sie jedoch ganz leicht selbst herstellen:

Manuka-Honig-Zäpfchen bestehen zur Hälfte aus Manuka-Honig, zu einem Drittel aus Olivenöl und zu einem Fünftel aus Bienenwachs. Wegen der rektalen, also direkten Anwendung des Manuka-Honigs kann hier eine schwächere Variante von MGO100+ oder MGO 250+ eingesetzt werden. Eine Studie, die im "Scientific World JOURNAL" im Jahr 2006 veröffentlicht wurde, konnte die Wirksamkeit von Honig-Zäpfchen gegen Hämorrhoiden nachgewiesen werden. Vor allem aber wurde berichtet, dass diese Behandlung keinerlei schädliche Nebenwirkungen gezeigt hat. Ein Versuch, eine unangenehme Durchfallerkrankung durch Manuka-Honig-Zäpfchen in den Griff zu bekommen ist daher in jedem Fall einen Versuch wert.

Manuka Honig bei Fieber?

Fieber ist eine Reaktion des Körpers auf eine innere Infektion. Durch eine Erhöhung der Temperatur versucht der Körper die eingedrungenen Antigene auf einem direkten Weg zu bekämpfen.

Mit dieser sehr energieintensiven Maßnahme werden schnell viele Kalorien verbrannt, die der Körper irgendwo hernehmen muss. Schon allein deshalb ist die tägliche Einnahme von 2-5 Teelöffeln Manuka-Honig bei Fieber sehr sinnvoll. Der Körper bekommt damit eine besonders einfach zugängliche Energiequelle und kann sich ganz auf die Bekämpfung der Fieberursachen widmen. Doch dazu wäre auch Würfelzucker genau so wirksam. Manuka-Honig bringt neben seine typischen Honig-Bestandteile wie Wasserstoffperoxyd, Enzyme und Vitamine eben auch das Methylglyoxal gegen die Erkrankung in Stellung. Dieses greift auf direktem Wege die Infektionsherde an und stärkt auch das Immunsystem des befallenen Körpers. So wird der Feind im Inneren durch Manuka-Honig gleich an drei Fronten bekämpft. Wunder darf man von der Einnahme von Manuka-Honig bei Fieber nicht erwarten. Wenn es sich als zu heftig erweist, ist die Fahrt ins Krankenhaus unumgänglich. Doch zur Linderung einer leichten Fieber-Erkrankung ist Manuka Honig eine sehr wirksame Therapie.

Manuka Honig gegen Helicobacter Pylori

Die Fachwelt der Medizin staunte nicht schlecht, als Ende der 1980er Jahre das Helicobacter Pylori Bakterium entdeckt wurde. Bis zu dem Zeitpunkt war man felsenfest davon überzeugt, dass die Magensäure eines Menschen steril sei. Schließlich ist dieser Verdauungssaft dafür da, die aufgenommene Nahrung bis auf das letzte Atom zu zerlegen. Doch das teuflische Helicobacter-Bakterium schert sich nicht um graue Theorie. Ganz im Sinne der unerschöpflichen Kraft der Natur, hat es dieses unangenehme und gefährliche Bakterium geschafft, sich ausgerechnet im sauren Milieu eines Magens fest zu setzen. Dort kann es aber gewaltigen Schaden anrichten: Tatsächlich wurde das Bakterium als Auslöser Nr.1 für Magengeschwüre identifiziert. Und was als Geschwür beginnt, kann letztendlich auch als Krebs enden, wenn es nicht behandelt wird.

Die Bekämpfung von Helicobacter Pylori ist eigentlich recht einfach: Die Medizin hat schnell nach der Entdeckung des Bakteriums einen leicht konsumierbaren Impfstoff dagegen entwickelt. Doch es schadet keineswegs, dem Helicobacter auch auf natürlichem Wege entgegen zu treten. Die Erfahrungsberichte über die Behandlung von Helicobacter Pylori mit Manuka Honig sind zwar durchweg positiv. Man empfiehlt die Dosis von drei Teelöffeln am Tag, um eine schnelle Wirkung zu erzielen. Jedoch konnte die Wirksamkeit von Manuka Honig gegen Helicobacter Pylori noch nicht hinreichend belegt werden - im Gegenteil. Eine nicht repräsentative und nur sehr kleine Studie konnte keine heilsame Wirkung von Manuka Honig gegen diese Krankheit nachweisen.

Dennoch hilft alles, was ein Leiden lindern kann. Die Einnahme von Manuka Honig ist in fast allen Fällen ohne Nebenwirkungen.

Manuka Honig bei Verstopfung bzw. für die Verdauung

Eine Verstopfung ist die vorübergehende Unfähigkeit, einen regelmäßigen Stuhlgang zu haben. Schafft man nur seltener als 3-mal pro Woche auf die Toilette, spricht man schon von einer Verstopfung. Manuka Honig Anwender berichten häufig von einer heilsamen Wirkung dieses Naturheilmittels bei diesem Symptom.

Allerdings ist die Verstopfung, der medizinische Begriff ist "Obstipation", ein körperlicher Reflex, der sehr viele verschiedene Ursachen haben kann. Typische Auslöser einer Verstopfung sind:

Psychische Beeinflussung

Bewegungsarmut

Flüssigkeitsmangel

Vitaminmangel

Missbrauch von Abführmitteln

Schilddrüsenfehlfunktion

Diabetes

Darmkrebs

Multiple Sklerose

und vieles mehr. Es ist daher schwierig, für das unspezifische Symptom "Verstopfung" den Manuka Honig als General-Heilmittel zu empfehlen.

Im akuten Fall hat sich ein Naturheilmittel ganz besonders gut zur Behandlung einer Verstopfung bewährt: Der Sauerkrautsaft. Dieses eigentlich recht wohlschmeckende Getränk hilft dem Körper in mehrfacher und ganz besonderer Weise: Er führt große Mengen Vitamine, Wasser und Mineralien zu. Gleichzeitig wirkt es extrem anregend auf die Darmtätigkeit. Im Normalfall, beispielsweise bei einer Verstopfung nach einer längeren Phase mit wenig Sport und Bewegung, kann Sauerkrautsaft schnell Abhilfe schaffen. Wirkt er aber nicht, sollte ein Arzt aufgesucht werden.

Sauerkrautsaft hat durchaus einen "durchschlagenen" Erfolg. Er sorgt dafür, dass sich der Darm vollständig entleert. Dann kann es aber wiederum schnell zu einer Unterversorgung kommen. Man fühlt sich "schlapp" und niedergeschlagen und der allgemeine Antrieb ist etwas reduziert. Hier kann jetzt Manuka-Honig sehr gut helfen: Zwei Teelöffel in schwarzem Tee aufgelöst geben dem Körper nicht nur die benötigte Energie zurück. Auch Magen und Darmflora werden durch den Manuka-Honig positiv stimuliert. Als Nachtherapie für eine Sauerkrautsaft-Kur ist Manuka Honig daher durchaus zu empfehlen.

Manuka Honig Gegen Diabetes und bei diabetischem Fußsyndrom

Manuka Honig gegen Diabetes ist allgemein ein sehr "heißes

Eisen". Um es klar zu sagen: Manuka Honig ist für Diabetiker zur oralen Einnahme ungeeignet. Bei allen positiven Aspekten dieses Naturheilmittels, beim Diabetes muss der Manuka mit seinem Methylglyoxal die Segel streichen - er nützt nicht nur nichts gegen die eigentliche Krankheit. Viel schlimmer ist, dass wissenschaftlich erwiesen ist, dass Manuka Honig das Leiden der Diabetiker verschlimmern kann. Das an sich sehr positive Methylglyoxal hat bei diesem Krankheitsbild eine unangenehme Nebenwirkung: Es heftet sich an die Nerven der Patienten und macht sie überempfindlich. Dies geht so weit, dass Diabetiker nach der Einnahme von Manuka Honig sehr starke Schmerzen bekommen haben.

Allerdings kann man dies auch positiv sehen: Wenn einer Person ihre Diabetes Erkrankung nicht bewusst ist und sie hat nach der Einnahme von Manuka Honig unspezifische Schmerzen, dann sollte sie dringend zum Arzt gehen. Die Wahrscheinlichkeit, an einen noch nicht bemerkten Diabetes zu leiden ist sehr hoch. Und diese Krankheit kann eigentlich nicht früh genug entdeckt werden.

Anders sieht es hingegen bei der Wundbehandlung des diabetischen Fußsyndroms durch Manuka Honig. Wie bei allen anderen offenen Wunden auch, kann Manuka hier eine heilsame Wirkung erzielen.

Das diabetische Fußsyndrom ist eine Begleiterscheinung bei

einer akuten und langanhaltenden Zuckerkrankheit. Der gestörte Stoffwechsel sorgt zunächst dafür, dass die Nerven in den Extremitäten immer weiter veröden. Diabetiker werden dadurch immer weniger schmerzempfindlich. Gleichzeitig nimmt die Wundheilung bei Diabetikern immer weiter ab. Der verlangsamte Heilungsprozess einer Wunde steigert natürlich die Infektionsgefahr. Aus diesem Grund werden in Deutschland pro Jahr bis zu 40.000 Amputationen durchgeführt, weil aus einer kleinen Druckstelle oder Blase eine so schwerwiegende Entzündung entstanden ist, dass sie nicht mehr behandelt werden kann.

Manuka Honig ist hier nur in seiner medizinisch einwandfreien Form, dem Medihoney, zur äußerlichen Anwendung empfohlen. Dies ist sterilisierter Honig, der durch Gammastrahlen keimfrei gemacht wurde. Mit Medihoney ist eine Folgeinfektion durch einen Auftrag weitestgehend ausgeschlossen. Wie gut der Medihoney beim diabetischen Fußsyndrom helfen kann, muss ausprobiert werden. Bei einem akuten Fall mit einer mehrtägig anhaltenden, offenen Wunde sollte nicht mehr versucht werden, mit Medihoney etwas zu erreichen. Eine so akute Erkrankung muss intensivmedizinisch mit modernsten Wundheilmitteln behandelt werden. Bei leichteren oder frischeren Wunden ist eine Schnellversorgung mit Medihoney hingegen ein erster Schritt für eine beschleunigte Wundheilung. In der äußerlichen Anwendung ist die Überempfindlichkeit der Nerven für Diabetiker weniger dramatisch. Jedoch sollte nach jeder Behandlung mit Medihoney geprüft werden, wie gut es vertragen wurde. Stellen sich starke Schmerzen ein, sollte man auf eine weitere Behandlung mit Medihoney verzichten.

Manuka Honig bei Depression

Es wäre schön, wenn man Depressionen mit ein paar Löffeln Manuka-Honig heilen könnte. Es wäre aber auch unseriös so etwas zu behaupten. Eine Depression ist eine Antriebslosigkeit und Niedergeschlagenheit, die keinen offensichtlichen Auslöser hat. Die Menschen, die unter dieser Krankheit leiden befinden sich im permanenten Zustand von tiefer Trauer. Über die Ursachen der Depression wird noch geforscht. Teilweise sind psychische Ursachen wie nicht gelöste Konflikte als Auslöser für Depressionen identifiziert. Man forscht aber ebenso an konkreten, medizinischen Ursachen wie Infektionen oder Stoffwechselstörungen im Gehirn.

Honig wird hingegen ganz allgemein seit Jahrhunderten als Stimmungsaufheller verwendet. Die tröstende heiße Milch mit Honig von der Oma kennt noch jeder aus seiner Kindheit. Manuka Honig kann bei Depressionen deshalb durchaus dabei helfen, die Symptome etwas zu lindern. Eine Abgeschlagenheit ist auch für das Immunsystem stets ein großer Stress. Deshalb ist die immunstärkende Wirkung von Manuka-Honig auch bei

Depressionen ein sehr willkommener Effekt.

Als Therapie eignen sich 2-3 Teelöffel Manuka Honig MGO 400+ täglich. Da das entzündungshemmende Methylglyoxal sehr wärmestabil ist, kann der Honig auch problemlos in Tee oder warmer Milch genossen werden. Wenn die Stimmung hinreichend durch die Einnahme von Manuka Honig aufgehellt wurde, sollte man aber das kleine Hoch nutzen und ausbauen. Bewegung an der frischen Luft, gesunde Ernährung und viel, viel Sonnenlicht können einen positiven Effekt weiter ausbauen und den Schwung in ein besseres Leben verstärken. Denn wenn es einen wirksamen Stimmungsaufheller gibt, dann ist es das Vitamin E. Dieses wird in der Haut gebildet, wenn Licht auf sie fällt. Darum ist beispielsweise die Sonnenbank eine gute Option, um einigermaßen gut gelaunt durch den Winter zu kommen. In der kalten Jahreszeit ist eine schlimme und chronische Depression wird man nur auf diesem Weg jedoch nicht heilen können. Doch es kann den Weg zu einer Gesundung positiv begleiten.

Ist Manuka Honig gut für das Immunsystem?

Lange bevor es die moderne Medizin mir ihren hoch wirksamen, chemischen Präparaten gab, gehörte Honig bereits in jede Hausapotheke. Die Gesundheit erhaltende Wirkung ist in Europa und im arabischen Raum schon seit Jahrtausenden bekannt. Schon die Griechen, Römer und Ägypter beschworen die heilende, reinigende Kraft des Honigs.

Gleiches vom Manuka-Honig zu behaupten wäre historisch nicht korrekt. Denn der Manuka Honig kam erst mit den europäischen Siedlern nach Neuseeland. Die Honigbiene war vorher in der uns bekannten Form auf der kleinen aber paradiesischen Insel noch völlig unbekannt. Was aber bekannt war, war die Südseemyrte bzw. der neuseeländische Teebaum Dieser wurde schon von den Ureinwohnern intensiv zur Behandlung aller möglichen Krankheiten und Symptome genutzt. Als jedoch die Honigbienen die Südseemyrte für sich entdeckt haben, fand zusammen was einfach zusammengehört: Der Manuka-Honig war geboren.

Seine auf das Immunsystem stärende Wirkung ist inzwischen bei vielen Anwendern beobachtet worden: Nimmt man ihn regelmäßig ein, wird man weniger oft krank. Wie so oft, ging der Erforschung am Menschen der Tierversuch voraus. Die neuseeländischen Farmer haben beobachtet, dass ihre Schafe, Ziegen und Rinder gesünder blieben, wenn sie mit Manuka Honig gefüttert wurden. Der Übertrag auf den Menschen ließ dann nicht mehr lange auf sich warten.

Wie genau Manuka Honig auf das Immunsystem wirkt, ist noch in der Erforschung. Es ist wohl die Kombination aus verschiedenen Faktoren: Das stark antibakterielle Methylglyoxal, der hohe

Zuckergehalt und die Vitamine und Enzyme dieses Naturstoffs ergeben diesen einzigartigen Cocktail, der so wohltuend auf das Immunsystem wirkt.

Manuka Honig Bei Ohrenschmerzen?

Ohrenschmerzen sind die Folgen einer Entzündung. Diese kann durch eine starke Unterkühlung des Innenohrs ausgelöst werden. Häufig ist es aber eine bakterielle Infektion, die das unangenehme Leiden auslöst. Das Ohr ist an sich nicht optimal konstruiert, um einen bakteriellen Angriff abzuwehren. Zwar wird es durch die Eustach'sche Röhre mit der Nasenhöhle verbunden und damit doppelt ventiliert. Dennoch kann es bei einer Verstopfung von Gehörgang oder diesem Bypass zur Nase schnell zu einem Ausbruch einer Infektion kommen. Für manche Bakterien im Gehörgang bildet das natürliche Ohrenschmalz einen idealen Nährboden. Zumindest bildet ein Übermaß an Ohrenschmalz eine gute Barriere gegen Reinigungsversuche.

Eine Therapie von Ohrenschmerzen geschieht deshalb immer in zwei Stufen. Das Ohr wird zuerst auf das Gründlichste gesäubert. Mit einer großen Spritze und einer warmen Seifenlösung bekommt man das Ohr in etwa einer Viertelstunde vollständig vom Ohrenschmalz befreit. In der Apotheke gibt es dazu noch Tropfen, welche ein Anlösen des Ohrenschmalzes beschleunigen. Nachdem das Ohr sauber ist, wird eine Lösung aus 1 Teil sauberes Wasser und 1 Teil Medihoney, das ist mit Gammastrahlen sterilisierter Manuka-Honig, in den Gehörgang geträufelt. Dort kann das Methylglyoxal und alle anderen heilsamen Inhaltsstoffe ihre Wirkung gegen eine schmerzhafte Ohreninfektion ausbreiten.

Allerdings ist das aus dem neuseeländischen Teebaum gewonnene Manuka-Öl für eine Ohrenbehandlung etwas besser geeignet. Hier sind es die enthaltenen ätherischen Öle, die heilsam auf ein infiziertes Ohr wirken können.

Manuka Honig gegen Nagelpilz

Es gibt wohl kaum eine lästigere, unangenehmere und hartnäckigere Infektion als den Nagelpilz. An sich ist es ja bewundernswert, dass sich die Natur auch jede noch so kleine Nische zunutze macht. Doch ein Nagelpilz hat sich ein für Menschen besonders unangenehmes Milieu ausgesucht: Die Füße. Ein Nagelpilz befällt die Nägel der Zehen. Dabei geht er besonders trickreich vor: Um möglichst geschützt zu sein, löst er eine Verdickung der Fußnägel aus. Durch sein Treiben werden die Nägel aber sehr brüchig. Dann ist die unter den Nägeln liegende Nagelhaut ungeschützt, was sehr schmerzhaft sein kann. Auch Folgeinfektionen sind bei Fußpilz nicht ausgeschlossen. Der Körper hat indes kaum eine Chance, dem Nagelpilz zu bekämpfen: Die Nägel sind "totes Gewebe", das nicht mehr von Blut oder Lymphe erreicht wird. Es ist daher dem Immunsystem nicht möglich, den

Nagelpilz zu erreichen.

Eine Therapie gegen den Nagelpilz ist immer sehr aufwändig. Das Wichtigste ist zunächst, dem Pilz den Nährboden zu entziehen. Dazu wird der Nagel so dünn wie möglich abgeschliffen. Das kann man selbst kaum leisten. Eine professionelle Fußpflege ist hier der richtige Ansprechpartner. Sie kann auch bei der anschließenden Behandlung hilfreich sein. Dann wird der Nagel direkt behandelt: Viele ehemalige Patienten schwören auf Essig oder andere scharfe Mittel gegen den Nagelpilz. Doch das ist ebenfalls sehr unangenehm, da der Essig ein schmerzhaftes Brennen verursacht. Manuka Honig hingegen ist ähnlich heilsam, verursacht aber nicht die schmerzhaften Nebenwirkungen. Da der Nagelpilz sich aber nicht so leicht geschlagen gibt, sollte hier die höchste Konzentration eingesetzt werden. Der Einsatz von Medihoney ist jedoch nicht notwendig. Ein starker Manuka Honig mit MGO 400+ reicht zur Behandlung des Nagelpilzes aus. Wenn die Füße dann noch täglich gewaschen, täglich frische Baumwollsocken getragen und die Schuhe täglich desinfiziert werden, gibt auch der Nagelpilz irgendwann auf.

Manuka Honig gegen Narben

Manuka Honig eignet sich nicht besonders gut dazu, um alte, ausgeheilte Narben verschwinden zu lassen. Seine Wirksamkeit gegen Narben liegen in der schnelleren und gesünderen

Ausheilung einer frischen Wunde. Die "Vernarbung" einer Wunde entsteht, wenn die Wunde zu groß ist. Darum ist der Wundverschluss durch Nähen oder Klammern besonders wichtig. Auch dann lässt sich das Entstehen einer Narbe nicht verhindern. Sie wird durch das Verschließen der Wunde jedoch deutlich kleiner. Eine schnelle aber nachhaltige Wundheilung ist jedoch zur Minimierung der entstehenden Narben besonders wichtig. Hier kann wieder Manuka bzw. Medihoney einen wirksamen Beitrag leisten.

Manuka Honig bei Zahnfleischentzündung bzw. bei Zahnproblemen

Ein stark zuckerhaltiges Nahrungsmittel zur Zahnpflege einsetzen? Das klingt nicht nur paradox, das ist normalerweise auch völlig sinnlos. Starker Manuka-Honig hat sich jedoch zur Behandlung von Parodontitis und Karies als erstaunlich wirkungsvoll erwiesen. Manuka Honig eignet sich daher als temporäre Therapie gegen diese Erreger. Sie lassen sich damit sehr gut bekämpfen und auf ein Minimum reduzieren. Der Manuka Honig scheint besonders gegen die Karies- und Parodontitis auslösenden Erreger zu wirken.

Jedoch ersetzt der Manuka Honig keineswegs die Zahnbürste und eine gute Zahnpasta. Im Übermaß zur Therapie von Zahn- und Zahnfleischentzündungen eingesetzt, kann genau das Gegenteil bewirkt werden: Der Zucker des Honigs trägt wieder zum Wachstum der unerwünschten Stämme bei. Darum: Manuka-Honig ist eine gute Alternative zu scharfen Desinfektionsmitteln für den Mund-Rachen-Raum. Die eigentliche Zahnpflege sollte aber wieder den klassischen Mitteln überlassen werden.

Manuka Honig antibakteriell?

Die antibakterielle Wirkung von Manuka Honig wurde bereits durch wissenschaftliche Studien erwiesen. Sowohl die TU Dresden als auch die Universität in Bonn unterhalten Forschungsinstitute, die sich mit der desinfizierenden und antibakteriellen Wirkung von Manuka-Honig beschäftigen. Die Laborversuche übertreffen die Ergebnisse im Feldtest zwar noch bei Weitem. Das ist bei der wissenschaftlichen Erforschung von biologischen Wechselwirkungen aber völlig normal. Medihoney, das ist sterilisierte Manuka Honig wird hingegen in immer mehr Kliniken offiziell wegen seiner antibakteriellen Wirkung zur Wundbehandlung eingesetzt

Manuka Honig für die Wundheilung?

Kann man Manuka Honig auf offene Wunde auftragen? Grundsätzlich gehört die Behandlung von offenen Wunden in professionelle Hände. Jedoch wird nicht nur der sterilisierte Manuka-Honig bereits immer öfter in Kliniken zur Behandlung von Schnitt-, Schürf- und Brandwunden eingesetzt. Auch der unsteriliserte, normale Manuka Honig findet immer häufiger Anwendung. Eine bakterielle Infektion durch Manuka Honig ist ohnehin so gut wie ausgeschlossen. Das einzige Bakterium, welches in Manuka-Honig überleben könnte ist zwar das besonders gefährliche Botulin-Bakterium. Dieses kommt jedoch, wenn überhaupt, nur in kaum nachweisbaren Mengen in Honig vor. Erstaunlicherweise hat sich bereits der "schwächste" Manuka-Honig mit MGO 100+ als ausreichend wirksam für die Wundheilung erwiesen. In der Therapie wird er tatsächlich direkt auf die gesäuberte Wunde aufgetragen. Dabei greift der Honig an zwei Stellen an. Der hohe Zuckergehalt entzieht der Wunde das Wasser. Dadurch kann sich kein "Bakterienfilm" bilden, der normalerweise nur sehr schwer zu bekämpfen ist. Die Bakterien werden dadurch an der Kommunikation gehindert und trocknen aus. Darüber hinaus werden sie vom Methylglyoxal direkt angegriffen. Das macht den Bakterien auf einer offenen Wunde schnell den Garaus. Die Ergebnisse sind durchweg positiv.

Manuka Honig bei Reizdarm-Syndrom?

Das Reizdarm-Syndrom umfasst eine ganze Gruppe von Erkrankungen, die sich durch Blähungen, Schmerzen oder heftigen, plötzlich auftretenden Durchfall äußern können. Die Erforschung um das Reizdarm-Syndrom ist noch voll im Gange. Man hat bereits eine Menge Ursachen für diese unangenehme aber im

Wesentlichen ungefährliche Erkrankung identifizieren können.

Eine Möglichkeit zur Behandlung des Reizdarm-Syndroms ist die Umstellung auf die sogenannte "FODMAP"-Ernährung. Diese spezielle Diät reduziert die aufzunehmenden Kohlenhydrate auf ein absolutes Minimum. Ganz ausgeschlossen werden, neben allen Weizenprodukten, vor allem Fructose, Glukose und alle Formen von Alkohol.

Fructose und Glukose ist jedoch in Manuka-Honig reichlich vorhanden. Eine FODMAP Ernährung und Manuka-Honig schließen sich damit gegenseitig aus.

Bis es aber zu einer Ernährungsumstellung nach dem FODMAP Prinzip kommt, sollte zunächst eine eindeutige Indikation vorliegen. Dies geht bei dem Reizdarm-Syndrom nur durch das Ausschlussverfahren. Werden die Durchfallattacken durch andere Reize wie z.B. psychische Traumata oder eine Gluten-Unverträglichkeit ausgelöst, dann kann Manuka-Honig durchaus zur Stärkung des Wohlbefindens beitragen.

Um es auf den Punkt zu bringen: Ein Reizdarm-Syndrom ist in der Regel nicht auf eine bakterielle oder virale Infektion zurück zu führen. Die immunologischen oder bakteriziden Eigenschaften von Manuka-Honig laufen bei diesem Symptom deshalb etwas ins Leere. Dennoch kann, solange noch keine FODMAP Diät empfohlen wurde, die positiven Eigenschaften des Manuka-Honigs genutzt werden.

Manuka Honig bei Blasenentzündung?

Eine Blasenentzündung entsteht, wenn die eigentlich gutartigen bzw. gewünschten Darmbakterien "Escherichia coli" in die Harnröhre gelangen. Diese Bakterien sind ein wichtiger Bestandteil der menschlichen Verdauung. Im Blasentrakt haben sie jedoch nichts verloren. Dort können sie verheerenden Schaden anrichten: Was mit einer brennenden Harnröhre oder häufigen Harndrang beginnt, kann sich in eine bösartige Nierenbeckenentzündung ausweiten, mitunter mit tödlichen Folgen.

Der Körper versucht genau mit diesem gesteigerten Harndrang den Erreger wieder hinaus zu spülen. Dabei kann er tatsächlich durch die Einnahme von Manuka-Honig unterstützt werden. Anders, als bei vielen anderen Indikationen wurde die Wirksamkeit von Manuka Honig gegen das "Escherichia coli" bereits nachgewiesen. Um eine Blasen- und Harnwegsinfektion bereits im beginnenden Stadium zu bekämpfen, kann beispielsweise ein Harntee mit Manuka Honig helfen. Bei einer Blasenentzündung geht es grundsätzlich darum, dem Körper viel Flüssigkeit zum Herausspülen des Bakteriums zur Verfügung zu stellen. Täglich 2-3 Liter Blasentee, der zusätzlich mit Manuka-Honig gesüßt wurde, sind hier eine sinnvolle Maßnahme.

Blasentee lässt sich auch selbst herstellen. Jedoch handelt es sich hierbei nicht um einen einfachen Tee, der auch als

Genussmittel konsumiert werden kann. Der Hauptbestandteil von Blasentee sind Bärentraubenblätter. Diese enthalten sehr viele Gerbstoffe, die, bei falscher Zubereitung, Übelkeit auslösen können. Um dies zu vermeiden, wird der Bärentraubentee kalt bzw. lauwarm angesetzt. Die Zubereitung dauert entsprechend länger. Man braucht:

8 gehäufte Teelöffel getrocknete und gehackte Bärentraubenblätter

1 Liter lauwarmes Wasser

Diese Mischung wird ca. 15 Minuten lang durchgerührt. Dazu eignet sich beispielsweise ein Stabmixer oder eine Küchenmaschine. Anschließen lässt man sie 6 Stunden langziehen. Nach dieser Zeit hat sich das Teewasser eingefärbt. Die Bärentraubenblätter werden abgesiebt. Anschließend wird der Tee auf ca. 30 °C erwärmt. Nun noch zwei Teelöffel Manuka Honig MGO 400+ dazu. Falls die Gerbstoffkonzentration immer noch zu hoch ist und eine leichte Übelkeit auslöst, kann der Bärentrauben-Blasentee abwechselnd mit Kamillen- oder Fencheltee genossen werden. Kamillentee und Fencheltee wirken krampflösend und bekämpfen eine leichte Übelkeit sehr wirkungsvoll. Dazu sollten die Tees aber nicht gesüßt werden.

Manuka Honig in der Schwangerschaft?

Honig kann Listerien enthalten. Listerien sind für werdende Mütter und den heranwachsenden Fötus sehr gefährlich. Listerien in Honig sind hingegen harmlos. Der starke Zuckergehalt von Honig reduziert die Zahl der darin potentiell enthaltenen Listerien auf ein Minimum. Wenn sich also eine Frau bzw. schwangere Frau mit Listerien infiziert, dann war mit Sicherheit nicht ein Honig der Auslöser. Listerien finden sich in verzehrfertig verpackten Salaten, unbehandelter Rohmilch und rohem bzw. nicht ausreichend gegartem Fleisch oder Fisch. Dort können sie tatsächlich in medizinisch relevanter Konzentration heranwachsen. In Honig ist ihre Zahl, sofern sie überhaupt vorhanden ist, verschwindend gering. Sie sind daher kein Grund, auf die positiven Eigenschaften von Honig, insbesondere Manuka-Honig, während der Schwangerschaft zu verzichten.

Manuka-Honig hat hingegen aufgrund seiner antibakteriellen und antiviralen Eigenschaften ausgesprochen positive Effekte für schwangere Frauen und den Fötus. Es ist wahr, dass neugeborene Babys keinen Honig, auch keinen Manuka-Honig, essen sollten. Alles, was möglicherweise für den schwachen Fötus schädlich sein könnte wird aber von der Mutter vorher ausgefiltert.

Neben seinen gesundheitsförderlichen Wirkungen ist der Manuka-Honig auch an anderer Stelle sehr sinnvoll in der Schwangerschaft einzusetzen. Ein Hauptproblem für Schwangere ist die morgendliche Übelkeit. Diese kann mit dem Hausmittel Apfelessig gut bekämpft werden. Jedoch ist dieser sehr sauer. Um ihn etwas zu entschärfen und genießbarer zu machen, kann er gut mit Manuka Honig gesüßt werden. Mit 2-3 Teelöffel auf einem Glas Apfelessig wird die Morgenübelkeit wirkungsvoll bekämpft und die Gesundheit der Schwangeren und des Fötus erhalten.

Manuka Honig gegen Bronchitis?

Bronchitis ist eine Erkrankung der Atemwege. Sie wird durch Viren, Bakterien und Pilzinfektionen ausgelöst. Das Problem dabei ist, dass Antibiotika bei Viren beispielsweise nicht helfen. Manuka-Honig ist hingegen ein Breitband-Therapeutikum, welches alle Arten von unerwünschten Antigenen bekämpfen kann. Da sich die Infektion in den oberen Atemwegen befindet, sollte der Manuka Honig Zeit bekommen um seine Wirksamkeit zu entfalten. Dazu wird 2-3x täglich ein Teelöffel starker Manuka-Honig mit mindestens MGO 400+ gelutscht. Erst wenn diese Behandlung nicht anschlägt, sollte auf schärfere Pharmazeutika zurückgegriffen werden. Diese gehen aber immer mit Nebenwirkungen einher. Manuka-Honig ist hingegen frei von Nebenwirkungen und damit in der Anfangsphase einer Bronchitis wesentlich bekömmlicher, als sie gleich mit schweren Medikamenten aus der Apotheke zu bekämpfen. Auf Milch, Bananen und Quark sollte während einer Bronchitis verzichtet werden, da sie schleimfördernd wirken. Ideal ist Thymiantee, der mit Manuka-Honig gesüßt wird.

Manuka Honig bei Neurodermitis

Neurodermitis ist eine Erkrankung der Haut. Sie hat vielfältige Ursachen. Gründe können eine mangelnde Hygiene, eine Kontaktallergie, eine Lebensmittelunverträglichkeit oder sogar psychische Probleme sein. Bevor das Symptom der geröteten und juckenden Haut behandelt werden kann, sollte grundsätzlich zunächst die Ursache abgestellt werden. Ist die Allergie identifiziert, die Ernährung umgestellt oder das psychische Problem gelöst, kann Manuka-Honig gut dabei helfen, die Irritation der Haut zu bekämpfen. Da sich die betroffenen Personen an diesen Stellen häufig sehr heftig kratzen, ist dort auch stets die Gefahr einer Folgeinfektion gegeben. Insofern verhält sich aufgestrichener Manuka-Honig wie bei jeder anderen Wundbehandlung: Die Heilung wird beschleunigt, eine Infektion wird vermieden und eine bereits erfolgte Infektion im Keim erstickt.

Für eine Wundbehandlung bei Neurodermitis ist ein MGO 100+ ausreichend. Bei offenen Wunden sollte sicherheitshalber auf Medihoney ausgewichen werden, da dieser Honig mit Gammastrahlen sterilisiert wurde.

Manuka Honig gegen Mandelentzündung?

Eine Mandelentzündung ist eine sehr unangenehme,

schmerzhafte und heftige Erkrankung. Sie tritt als Auslöser oder Begleiterkrankung bei einer Bronchitis oder Erkältung auf. Durch eine Mandelentzündung schwellen die Mandelkörper, auch "Tonsillen" genannt, stark an. Sie können zudem vereitern. Ursache ist meistens eine Infektion mit Streptokokken, einem Bakterium. Manuka-Honig hat hier im Mundraum ein gutes Angriffsziel, die Entzündung direkt zu bekämpfen. Eine Mandelentzündung klingt zwar nach ein paar Tagen von alleine wieder ab. Der massive Befall der Tonsillen kann jedoch Folgeerkrankungen nach sich ziehen. Darum sollte sie mit allem bekämpft werden, was verfügbar und sinnvoll ist. Manuka-Honig wird zur Behandlung einer Mandelentzündung in einer hoch konzentrierten Form eingenommen. Ideal ist der MGO 800+, es lassen sich jedoch auch gute Ergebnisse mit dem MGO 550+ oder MGO 400+ erzielen. Dazu werden täglich 2-3 Teelöffel Manuka-Honig langsam im Mund gelutscht.

Eine ideale Ergänzung zum hoch wirksamen Manuka-Honig ist bei allen Erkrankungen im Mund-Rachen-Raum die Zwiebel. Zwiebeln sind deshalb so lange haltbar, weil sie durch ihren aggressiven und scharfen Saft alle Erreger fernhalten können. Dies kann sich ein Patient gut zunutze machen. Man braucht:

1 hohes Glas, z. B. ein Longdrink-Glas

4 mittelgroße Zwiebeln

Zucker

1 Glas Manuka-Honig MGO 400+

1 Sieb

1 weiteres, sauberes Glas

Die Zwiebeln werden klein gehackt. Tipp: Eine schale mit Eiswürfeln neben dem Hackbrett zieht die ätherischen Öle aus der Luft an. So gelangen sie nicht in die Augen und es brennt nicht so beim Schneiden. Die klein gehackten Zwiebeln werden schichtweise in das hohe Glas gegeben. Eine Schicht Zwiebeln wird mit einer Schicht Zucker abgelöst. Wenn das Glas voll ist, lässt man es über Nacht stehen. Der Zucker zieht über Nacht die Flüssigkeit aus dem Zwiebelhack heraus. Es bildet sich ein klarer Sud, der sich unten im Glas ansammelt. Dieser Sud wird in ein sauberes Glas abgesiebt. Anschließend wird das Zwiebel-Zucker-Gemisch mit 2-3 Teelöffeln Manuka Honig verfeinert. Beim Trinken darauf achten, dass der ganze Mundraum, einschließlich der Mandeln, mit dem Sud benetzt wird. Dieser Sud ist ein ebenso wirksames Desinfektionsmittel für den Mundraum wie es die in der Apotheke erhältlichen Chlorlösungen sind. Er greift jedoch die Mundschleimhaut nicht so stark an und schmeckt wesentlich besser. Außerdem gelangt durch das Trinken des Suds der gute Manuka-Honig und die starken Bestandteile der Zwiebel in den Körper hinein und können dort zusätzlich zur Gesundheit beitragen.

Manuka Honig bei Magenschleimhautentzündung/ Gastritis?

Eine Magenschleimhautentzündung ist eine sehr schmerzhafte und mitunter auch gefährliche Angelegenheit. Aus dieser Erkrankung kann sich schnell ein Magengeschwür entwickeln, welches im schlimmsten Fall sogar zu Magenkrebs werden kann. Eine Magenschleimhautentzündung kommt jedoch nicht von alleine. Meistens ist der gefürchtete Helicobacter Pylori die Ursache. Die gute Nachricht: Bis Ende des Jahrzehnts soll sogar eine Impfung gegen den Helicobacter zur Verfügung stehen. Bis dahin ist man noch auf die Behandlung aus der klassischen Schulmedizin angewiesen.

Obwohl es nur wenige Studien zur Behandlung von Magenschleimhautentzündung durch Manuka-Honig gibt, zeigen die Erfahrungsberichte von Betroffenen einen recht eindeutigen Trend: Mit einer ausreichend hohen Konzentration an Methylglyoxal ist eine Behandlung von einer Magenschleimhautentzündung durch Manuka-Honig in jedem Fall einen Versuch wert. Wer es zunächst ohne Medikamente versuchen möchte, dem stehen zur Bekämpfung dieser unangenehmen Krankheit eine ganze Bandbreite an Naturheilmitteln zur Verfügung. Als traditionell besonders wirksam gelten

Kartoffelsaft

Weißkohlsaft

Grapefruitsaft

Cranberry Saft

Manuka-Honig MGO 400+

Brokkoli Sprossen

Zistrosen Tee

Kokosöl.

Da sich bei Naturheilmitteln keine Wechselwirkungen bilden, kann ruhig die ganze Palette getestet werden. Zucker ist eigentlich ein Auslöser bzw. begünstigter von Sodbrennen. Jedoch kann ein mit Manuka-Honig gesüßter Naturjoghurt dabei helfen, wieder eine natürliche Darmflora aufzubauen und gleichzeitig die Erreger zu bekämpfen.

Manuka-Honig bei Nasennebenhöhlenentzündung

Ja, Manuka-Honig lässt sich tatsächlich "sniefen". Dazu werden 3 Esslöffel Manuka-Honig MGO 400+ in ca. 1/2 Liter lauwarmen Wasser aufgelöst. Ganz wichtig: Ein halber Teelöffel Salz verstärkt die Wirkung der Nasenspülung zusätzlich. Perfekt dazu ist Meersalz, normales Haushalts-Salz erzielt aber eine ähnlich gute Wirkung. Wichtig ist, dass die Menge von einem halben Liter für eine Behandlung verwendet wird. Immer eine "Ladung sniefen", ausspülen und einmal durchatmen. Nach 2-3 Behandlungen sollte sich ein spürbarer Effekt eingestellt haben.

Manuka Honig bei Erkältungen

Bei einer normalen Erkältung kann Manuka Honig dabei helfen, die Symptome zu lindern und die Heilung etwas zu beschleunigen. Gegen Husten und Schnupfen sind leider nach wie vor "kein Kraut gewachsen" und man ist auch trotz der modernen Schulmedizin den neun Tage Leiden ausgeliefert. Reichlich Tee mit Manuka-Honig gesüßt hilft jedoch, diese Zeit gut zu überstehen und vielleicht doch um ein bis zwei Tage zu verkürzen.

Eine Grippe ist hingegen eine ernsthafte Erkrankung, die im schlimmsten Fall sogar tödlich enden kann. Sie äußert sich als normale Erkältung, die aber schnell mit einem sehr heftigen Fieber begleitet wird. Eine solche Erkrankung bedarf intensivmedizinischer Behandlung. Versuche, sie mit Manuka-Honig heilen zu wollen, sind fahrlässig!

Wir empfehlen neben einer gesunden Lebensweise vor allem eine regelmäßige und rechtzeitige Impfung gegen Grippe. Dies ist noch der beste Weg, um unbeschadet durch die Grippezeit zu kommen.

Manuka Honig gegen MRSA

Hinter der kryptischen Abkürzung steckt eine massive Gefahr für aktuelle und zukünftige Generationen von Patienten - und Klinikpersonal. MRSA steht für "Multiresistente Krankheitserreger" - also Bakterien, gegen die keine Antibiotika mehr helfen. Bei Viren waren Antibiotika schon immer machtlos - dennoch wurden sie generationenlang auch bei viralen Erkrankungen verschrieben. Diese massenhafte Verbreitung von Antibiotika hat zur Entstehung der MRSA-Keime beigetragen.

Die Forschung um den Manuka-Honig hat bewiesen, dass auch multiresistente Bakterien - und Viren - sich mit ihm bekämpfen lassen. Man ist noch längst nicht so weit, den Manuka bzw. das Metylglyoxal als Ersatzstoff für Antibiotika anzusehen. Dennoch beginnt sich allmählich der Manuka Honig MGO 100+ zumindest in der Erstversorgung von Wunden auch in Kliniken zu etablieren.

Manuka Honig bei Verbrennung

Die heilsame Wirkung von Manuka Honig bei Hautverletzungen ist klinisch erwiesen. Das besonders interessante daran ist, dass selbst der schwächste Manuka-Honig mit MGO 100+ bereits die volle heilsame Wirkung anbieten kann. Der Honig wird dabei direkt auf die Wunde gestrichen. Der Zucker zieht dabei die Wundflüssigkeit ab. Das ist vor allem bei Brandblasen sehr wirkungsvoll. Dadurch kann sich kein geschlossener Bakterienfilm bilden. Die Erreger werden damit sozusagen zu "Einzelkämpfern" degradiert anstatt einen geschlossenen Angriffsverband bilden zu können. Leichte Sonnenbrände oder ein an der Herdplatte verbrannter Finger kann so durchaus zu Hause behandelt werden. Allerdings sollte beim geringsten Zeichen einer Wundinfektion (Rötung, Vereiterung) sofort ein Arzt aufgesucht werden. Auch eine kleine Verbrennung kann sich schnell in ein massives Problem ausweiten, wenn sie nicht gereinigt und professionell behandelt wird.

Manuka Honig bei Sodbrennen

Süßes gegen Saures? Bei Sodbrennen sollte eigentlich nichts Süßes konsumiert werden, denn das kann das Leiden noch verschlimmern. Sodbrennen ist die Folge von einer Überproduktion an Magensäure. Diese wird durch falsche Ernährung oder eine beginnende Magen-Schleimhaut-Entzündung ausgelöst. Übermaß an Süßigkeiten, Kaffee, schwarzem Tee oder Lakritze sind häufig die Ursachen von Sodbrennen. Das schnellste und wirksamste Gegenmittel ist frische Milch oder Quark. Bei hartnäckigen Fällen kann Bullrich-Salz bzw. Natron eine schnelle Linderung verschaffen.

Manuka-Honig kann bei Sodbrennen in folgender Weise eingenommen werden: 1 Esslöffel Manuka-Honig auf 1 Liter Naturjoghurt. Dadurch schmeckt der Joghurt nicht nur besser. Der Manuka-Honig kann auf diese Weise eine beginnende

Magenschleimhaut-Entzündung abfangen und bekämpfen.

Manuka Honig bei Arthrose

Rheuma und Arthrose sind schmerzhafte Erkrankungen der Gelenke. Sie entstehen durch Entzündungen in den Knorpelgeweben, die auf die sehr empfindliche Knochenhaut überwandern. Über die Ursache der Arthrose wird noch geforscht. Sie haben keine bakteriologischen oder viralen Auslöser zur Ursache - im Gegenteil. Einer der Gründe für eine Arthrose-Erkrankung kann eine Übermedikation mit Antibiotika sein.

Um eine Arthrose wirklich zu heilen ist meist ein operativer Eingriff nötig. Dazu wird aber erst so lange versucht, die Symptome zu lindern, wie es geht. Hier kann Manuka-Honig einen Teil zur Linderung von Schwellungen und Schmerzen beitragen. Der Vorteil von Manuka-Honig gegenüber scharfen Medikamenten ist, dass sein Einsatz ohne Nebenwirkungen bleibt. Das gilt besonders bei äußerer Anwendung: Ein Umschlag aus Manuka-Honig kann helfen - schadet aber in keinem Fall.

Manuka Honig bei Infektionen

Die keimtötende Wirkung von Manuka-Honig ist inzwischen anerkannt. Sie wird gegenwärtig gleich an zwei deutschen Instituten gründlich erforscht. Die TU in Dresden und die Universität zu Bonn beschäftigen sich intensiv mit der Wirksamkeit von Manuka bei Infektionen. In der Anwendung gilt folgende

Faustformel: Als Wundversorgung genügt ein MGO 100+. Je tiefer aber die Infektion im Körper sitzt, desto stärker sollte die Konzentration an Methylglyoxal sein. Interessant an Manuka-Honig ist hier seine Wirksamkeit bei einer Vielzahl von Erkrankungen. Er wird bereits erfolgreich zur Behandlung von

Husten

Asthma

Kopfschmerzen

Rheuma

Blasenentzündung

Durchfall

verwendet. Bei der oralen Einnahme kann sowohl Milch als auch Tee als Trägerflüssigkeit verwendet werden. Anders als bei herkömmlichen Antibiotika mindert Milch die Wirkung von Manuka-Honig nicht. Um einen infizierten Darm mit Manuka-Honig zu behandeln, sollte daher ein möglichst MGO 550+ oder mehr verwendet werden. Mehrmals täglich zwei Teelöffel in ein Glas Tee oder Milch verrührt können hier schon für eine Abhilfe sorgen. Besonders wirksam ist bei einer Darmerkrankung aber auch eine Direktbehandlung: Mit Olivenöl, Bienenwachs und Manuka-Honig lassen sich auch sehr wirkungsvolle Manuka-Zäpfchen herstellen.

Manuka Honig als Desinfektionsmittel

Manuka Honig kann als Desinfektionsmittel zur Erstversorgung gereinigter Wunden eingesetzt werden. Dazu hat er sich in vielen Kliniken bereits etabliert. Es genügt bereits der schwächste Manuka Honig mit der Konzentration von MGO 100+, um eine Wundheilung zu beschleunigen. Weitere Anwendungen von Manuka Honig als Desinfektionsmittel sind nicht bekannt.

Weitere Wirkungen von Manuka Honig

Manuka Honig wird auch in der Diätberatung eingesetzt. Er dient dazu, den Hunger auf etwas Süßes auf eine möglichst gesunde und bekömmliche Art zu stillen. Dadurch kann der Heißhunger auf die fetthaltige Schokolade oder kohlenhydratreichen Kekse gestillt werden. Zwar besteht auch Manuka-Honig zu 80% aus Zucker. Doch die wohlschmeckende und sehr bekömmliche Kombination seiner Inhaltstoffe kommen eben auch mit dem gewissen Extra, seiner heilsamen und immunstärkenden Wirkung. Da Manuka-Honig auch positive Effekte auf die Darmflora hat, kann hier ein weitere, postiver Effekt für eine Gewichtsreduktion erzielt werden. Ideal ist beispielsweise eine Quarkspeise aus Naturquark mit frischen Früchten, die als Süßungsmittel Manuka-Honig erhält. Hier kann durchaus eine stärkere Variante, wie beispielsweise MGO 250+ verwendet werden.

MANUKA HONIG STUDIEN

Die Wirkung von Manuka Honig auf die Mundflora wurde in einer Studie von 2010 untersucht. Das Ergebnis war, dass sich durch eine Behandlung mit Manuka Honig die Anzahl der Plaque bildenden Bakterien reduzieren ließ. Gleichzeitig wurden die gewünschten Bakterien in der Mundschleimhaut vermehrt. So hat sich ein insgesamt positiver Effekt auf die Mundschleimhaut eingestellt. Nachzulesen ist diese Studie im "Anaerobe" Journal, einem international anerkannten Fachmagazin für die Bakteriologie in der Ausgabe 17 vom Februar 2011

Selbst das renommierte Nachrichtenmagazin "Der Spiegel" berichtet in einem Online-Artikel vom 28.09.2016 von einer neuseeländischen Studie über den Manuka-Honig. Nach diesem Forschungsprojekt konnte die Wirksamkeit von Manuka-Honig in der Wundversorgung nachgewiesen werden.

Besonders interessant ist eine brandneue Studie der TU Dresden.

Neben dem bereits dort identifiziertem Methylglyoxal konnte ein zweiter, bislang "2-AP" benannter Stoff im Manuka-Honig identifiziert werden. Dieser scheint sich als wirksames Mittel in der Krebsbehandlung zu zeigen. Hier laufen die Studien noch auf Hochtouren. Nachzulesen sind die Forschungsergebnisse unter dem Namen "Identification and Quantitation of 2-Acetyl-1-pyrroline in Manuka Honey (Leptospermum scoparium)."

Fazit

Trotz aller Erfolge, die mit Manuka-Honig bislang erzielt werden, ist seine Wirksamkeit immer noch in der Erforschung. Das ist auch gut so, denn im Anpreisen von Wunderheilmitteln sind Betrüger nie schnell und kreativ genug. Beim Manuka-Honig scheinen sich aber tatsächlich alle "Gefühlten Wahrheiten" rund um Anwendung und Wirksamkeit als zutreffend zu erweisen. Das weckt große Hoffnungen auf dieses Naturprodukt.

ANWENDUNGSGEBIETE

Wo wird Manuka Honig angewandt?

Manuka-Honig ist ein Naturheilmittel, das vorwiegend zur Bekämpfung von Infektionen verwendet wird. Es hat sich zur äußeren und inneren Anwendung als sehr wirkungsvoll erwiesen. Teilweise konnte dies sogar schon wissenschaftlich belegt werden.

Wie soll man Manuka Honig am besten einnehmen?

Manuka Honig ist in erster Linie Honig. Einfacher, süßer, klebriger und wohlschmeckender Honig, der zudem besonders bekömmlich ist. Bei Erkrankungen im Mund-Rachen-Raum ist deshalb seine pure Einnahme die einfachste und effektivste Form. Dazu wird der Honig langsam im Mund zergehen gelassen, bis er sich überall, einschließlich von Gaumen und Mandeln, verteilt hat.

Manuka-Honig kann zudem als natürliches Süßungsmittel für Tee, Kaffee, Milch, Joghurt oder Müsli verwendet werden. Dem wohlschmeckenden gesellt sich dann auch ein immunstärkender

Effekt hinzu. Wenn schon gesüßt werden muss, dann kann man sich mit Manuka-Honig ein schönes Plus für die Gesundheit dazu nehmen.

Manuka Honig bei Erkrankungen

Manuka Honig ist zwar ein gut wirksames Nahrungs-Ergänzungsmittel, mit dem Wohlbefinden und Immunsystem gestärkt werden können. Für viele ist er aber für die tägliche Einnahme aber doch etwas zu teuer. Dennoch ist es sinnvoll, ein Glas Manuka-Honig im Haus zu haben. Im Falle von akuten Erkrankungen hat man so ein Mittel im Haus, das seine universelle Wirksamkeit schon bewiesen hat. Als Soforttherapie ist es nie verkehrt, einen Tee mit zwei Teelöffeln Manuka-Honig zu süßen. Damit kann man schon viele Symptome, von Magenbeschwerden bis zu depressiven Verstimmungen, schon wirksam bekämpfen.

Manuka Honig nach der Operation

Manuka Honig hat sich in der professionellen Medizin vor allem in der Wundbehandlung und Wundnachsorge bewährt. Seine hygroskopischen, also Wasser anziehenden Eigenschaften, sind vor allem in der Behandlung von genähten Wunden sehr geschätzt. Er verhindert damit die Bildung einer tief sitzenden Infektion. Außerdem ist heilen mit seiner Hilfe die Wunden schneller ab und die Narben fallen deutlich kleiner aus. Oral eingenommen, stärkt Manuka Honig das Immunsystem und trägt damit zu einer schnelleren Rekonvaleszenz nach einer Operation bei.

Manuka Honig und Abnehmen

Übergewicht entsteht aus einer Kombination aus Bewegungsmangel und Zufuhr von zu vielen Kalorien. Im Grunde ist es eine sehr einfache Rechnung: Werden am Tag mehr Kalorien verbrannt, als aufgenommen, nimmt man ab. Verhält es sich umgekehrt, nimmt man zu. Das Problem vieler Übergewichtiger ist jedoch, dass ihr Zuckerstoffwechsel gestört ist. Bei der Zufuhr von zu viel süßer Nahrung wird ein Übermaß an Insulin produziert. Nach der Verarbeitung des Zuckers bleibt dann ein Rest Insulin im Blut übrig. Dieser löst wieder den nächsten Appetit auf Süßes aus.

Die heute verfügbaren industriell hergestellten Süßspeisen bestehen aber in der Regel nicht nur aus Zucker. Ob Plätzchen, Schokolade, Praline, Bonbon oder Gummibärchen - es handelt sich immer um eine Kombination aus Fetten und Glukose. Bei den salzigen Snacks sieht es nicht anders aus. Statt den besonders leicht verdaulichen Kohlenhydraten Glukose und Fruktose enthalten diese Snacks viele Kohlenhydrate in Form von Kartoffeln-Derivate. Vor allem die Pommes-Frites, Chips, Tacos und was es sonst noch gibt ist im Grunde auch nur eine Kombination aus Kohlenhydraten und Fetten, ebenso wie Schokolade.

Manuka Honig ist hingegen fettfrei. Er kann deshalb insofern bei einer Diät eingesetzt werden, als dass man mit ihm bewusst die Spitzen einer Heißhunger-Attacke abfangen kann. Ein Teelöffel reicht dann schon aus, um die gewünschte Befriedigung zu erreichen. Gegenüber der vorher konsumierten Tafel Schokolade oder Keksrolle ist dies schon eine gewaltige Einsparung an Kalorien. Manuka Honig ist zudem ohne Geschmacksverstärker wie Natriumglutamat. Letzteres ist für die anfallartigen "Fressattacken", unter denen viele Übergewichtige leiden, mit verantwortlich.

Schließlich stärkt der Manuka Honig das Immunsystem und bringt die Verdauung in Ordnung. Beides sind Faktoren, die ebenfalls für einen Diäterfolg maßgeblich sind.

Kaloriengehalt von Manuka Honig

100 Gramm Manuka Honig haben ca. 300 Kalorien. Damit steht er einer gesunden, ausgewogenen Ernährung nicht entgegen.

Manuka Honig bei Kinderwunsch

Ein gesunder, weiblicher Körper ist grundsätzlich eher dazu bereit, den komplexen Vorgang einer Schwangerschaft entstehen zu lassen, als ein kranker Körper. Man wird von Manuka Honig zwar nicht schwanger - er kann aber dabei helfen, die Voraussetzungen für eine gute und gesunde Schwangerschaft zu schaffen. Eine intaktes Immunsystem, ein ausgewogener BMI und ausreichend Bewegung sind beste Voraussetzungen, dass es mit der Schwangerschaft auch klappt. Im Übrigen gilt das auch für den Geschlechtspartner - gesunde Männer haben grundsätzlich eine bessere Spermienqualität als kranke.

Um eine Schwangerschaft durch eine gute Ernährung zu fördern gibt es eine Vielzahl an empfohlenen Nahrungsmitteln. Dazu zählen:

Buchweizen

Rettich

Zitrone

Broccoli

Eier

Tomaten, am besten getrocknet

Kürbiskerne

Grüner Tee

Lamm

Milch

Fast jedes dieser Nahrungsmittel lässt sich hervorragend mit Manuka-Honig ergänzen. Bei Milch und Tee ist die Süßung durch 1-2 Teelöffel Manuka-Honig selbsterklärend. Doch mit einem Broccoli-Salat kann man sich gleich eine ganze Reihe dieser gesund und empfangsbereit machenden Nahrungsmittel auf den Tisch zaubern.

Rezept für Manuka-Kürbiskern-Broccoli-Salat

<u>Du brauchst</u>

1/3 Handvoll Cashew Kerne, 1/3 Handvoll Sonnenblumen Kerne 1/3 Handvoll Kürbiskerne

1 Sträußchen Brokkoli

150 g Speckwürfel

90 g Johannisbeeren

1/4 roten Zwiebel

230 g Mayonnaise

100 g Manuka-Honig

2 EL Apfelessig

Salz & Pfeffer

Die Kerne in einer Pfanne kurz rösten. Anschließend die Speckwürfel in einer Pfanne ausbraten bis sie fettfrei sind. Den Brokkoli waschen und zerkleinern. Die Mayonnaise der Manuka-Honig und der Essig werden in einer Schüssel gut miteinander verrührt, bis sich der Honig vollständig aufgelöst hat. Anschließend kommt klein gehackte Zwiebel hinzu. Nun werden Brokkoli, Speck und die Johannisbeeren hinzugefügt. Mit Salz und Pfeffer abschmecken und nochmals gut verrühren - fertig.

Vor allem die Zugabe von Apfelessig ist für Schwangere sehr interessant. Mit diesem Naturheilmittel kann wirksam eine Morgenübelkeit bekämpft werden. Perfekt wird der Anti-Übelkeits-Apfelessig-Trunk, wenn du ihn mit 2 Teelöffel Manuka-Honig süßt. Dann schmeckt er auch nicht so sauer.

Manuka Honig für Tiere

Es waren die Tiere, welche die Farmer auf die Wirksamkeit des

Manuka-Honig aufmerksam gemacht haben. Die Ziegen, Pferde, Rinder und Schafe der neuseeländischen Siedler wurden durch die Einnahme von Manuka weniger häufig krank. Auch heute kann Manuka-Honig gut für die Heilbehandlung von Tieren verwendet werden - abgesehen von Katzen. Katzen reagieren in der Regel mit Übelkeit auf süße Speisen. Sie haben zudem keinen Geschmackssinn für Süßes. Katzen sollten deshalb zumindest bei der oralen Behandlung von der Versorgung mit Manuka-Honig ausgeschlossen sein. Wenn die Wunden von Hunden oder Pferden mit Manuka Honig behandelt werden, nicht vergessen es gut zu bandagieren. Sie würden es sich sonst schnell ablecken. Außerdem sollten Tiere, die äußerlich mit Manuka-Honig behandelt wurden, im Haus bzw. im Stall bleiben. Läuft das Tier damit im Freien herum, werden sich bald alle Arten von Insekten an der behandelten Stelle tummeln. Das ist für einen Heilerfolg des Tieres mit Sicherheit nicht förderlich.

Manuka Honig bei vaginalen Pilzinfektionen

Die Vagina ist trotz ihrer gesellschaftlichen Stigmatisierung nichts weiter als ein Hohlmuskel, ähnlich wie es das Herz ist. Das Problem der Vagina ist ihre Nähe zum After und dass sie einen offenen Ausgang hat. Obwohl die Vagina eine große Selbstreinigungskraft besitzt, ist sie oft genug von einer Infektion, in der Regel durch einen Pilz, betroffen. Hier kann Manuka Honig auch eine schnelle Abhilfe schaffen, die zudem frei von Nebenwirkungen ist. Einfach einen starken Manuka Honig mit MGO 400+ oder mehr auf einen Tampon streichen und einführen. Wird dies 2-3x täglich wiederholt, kann der lästige und unangenehme Pilz schnell besiegt werden.

Fazit

Manuka Honig ist ein hoch wirksames und nebenwirkungsfreies Breitband-Antibiotikum gegen das die Antigene keine Abwehrmechanismen bauen können. Manuka Honig greift die Erreger auf chemisch-physikalischem Weg an, wogegen sie keine Gegenmittel entwickeln können. Das macht Manuka-Honig zu einem hoch wirksamen Naturheilmittel, dessen ganze Möglichkeiten noch gar nicht vollständig erforscht sind. Insgesamt ist Manuka-Honig damit ein guter Bestandteil einer ganzheitlichen, gesunden Ernährung und   Lebensweise.

HÄUFIG GESTELLTE FRAGEN ZU MANUKA HONIG

Kann man den Manuka Honig erhitzen?

Es wird grundsätzlich nicht empfohlen, Honig über 40 °C zu erhitzen. Der Hauptwirkstoff in konventionellen Honig ist das Wasserstoffperoxyd. Dieses beginnt sich ab dieser Grenztemperatur zu zersetzen. Der Vorteil von erhitztem Honig ist jedoch, dass er flüssiger wird. Er mischt sich dann einfach besser mit Tees und Aufgüssen und setzt sich nicht am Boden ab. Beim Manuka-Honig besteht die Gefahr des Verlusts vom hauptsächlichen Wirkstoff nicht. Methylglyoxal ist um einiges stabiler als die anderen Inhaltsstoffe. Jedoch ist das Einrühren von Manuka Honig in kochendem oder sehr heißem Wasser nicht empfohlen. Es sollte wenigstens auf 70 °C abgekühlt haben.

Wie oft sollte man Manuka Honig einnehmen?

Die Häufigkeit der Einnahme hängt vom Gesundheitszustand ab. Ist man gerade nicht akut erkrankt, kann ein Teelöffel Manuka-Honig am Tag helfen, Wohlbefinden und Immunabwehr zu stärken. Im Krankheitsfall hängt es stark davon ab, wie und woran man gerade erkrankt ist. Äußerliche Anwendungen sollten mehrmals täglich wiederholt bzw. gewechselt werden. Bei innerlichen Beschwerden ist sind 2-3 Einnahmen am Tag empfohlen.

Kann man Manuka Honig bei Fructose Intoleranz einnehmen?

Fructose ist Fruchtzucker, also hoch konzentrierter Traubenzucker. Davon hat Manuka Honig leider jede Menge. Menschen, die an Fruktose-Intoleranz leiden sollten daher lieber nach einem alternativen Heilmittel suchen, als mit Manuka-Honig zu experimentieren. Ihre Symptome werden sich mit seiner Einnahme mit Sicherheit verstärken.

Ist Manuka Honig vegan?

Manuka Honig ist ein normaler Honig und damit ein tierisches Produkt. Was als vegan gilt und was nicht, darüber gibt es keine klare Definition. Die Tierschutzorganisation PETA bezeichnet Honig generell als "nicht veganes Produkt". Es wird definitiv den Bienen weggenommen und durch Zuckerwasser ersetzt. Dem Gedeihen der Bienenstämme tut dies keinen Abbruch. Wer es aber genau nehmen will, für den ist Manuka Honig mit Sicherheit nicht vegan.

Man sollte bei der Debatte aber auch die andere Seite betrachten: Ohne die professionellen Imker blieben viele Blüten unbestäubt und würden keine Samen ausbilden. Bei aller Kritik am tierischen Anteil der Ernährung ist der Honig, insbesondere der Manuka-Honig, mit Sicherheit der mit der Natur am besten vereinbare.

Kann man Manuka Honig inhalieren?

Bei Atemwegserkrankungen ist die Inhalation mit Manuka Honig empfohlen. Dazu wird ein Teelöffel Manuka Honig auf einen Liter kochendes Wasser aufgelöst und die Dämpfe inhaliert. Es eignet sich gut zur Behandlung von Atemwegserkrankungen. Die Inhalationslösung kann noch mit Ingwer und Minze ergänzt werden.

Welche Vitamine hat Manuka Honig?

Manuka Honig hat über 100 Wirkstoffe, die der Gesundheit dienlich sind. Dazu zählen auch Vitamine. Die häufigsten im Manuka Honig vorkommenden Vitamine gehören zur B-Gruppe. Genau sind es B1, B2, B6 und B7. Zusätzlich sind Pantothensäure, Nikotinsäureamid, Folsäure und Biotin in Manuka Honig enthalten.

Das Vitamin B1 unterstützt den Abbau von Kohlehydraten, wie gewöhnlicher Zucker. Es trägt damit zur Energiegewinnung und Verdauung des im Manuka Honig enthaltenen Zuckers bei. Außerdem verbessert es die Reizleitung bei der Muskelsteuerung. Ein anderer Name für das Vitamin B1 ist das "Thiamin".

Das Vitamin B2 ist wichtig für die Unterstützung des Immunsystems. Genau gesagt, greift es direkt unterstützend in die

Bildung von Antikörper ein. Die Aufnahme von Sauerstoff in den Körperzellen wird ebenfalls durch das Vitamin B2 unterstützt. Schließlich regt es auch die Bildung von weißen Blutkörperchen an. Ein anderer Name für das Vitamin B2 ist das "Riboflavin". Es gibt auch Hinweise, dass das Vitamin B2 eine Prophylaxe gegen Migräne sein soll. Doch da steht die Forschung noch am Anfang.

Das Vitamin B6 regt die Funktion der Leber an und trägt damit zur Entgiftung des Körpers bei. Eine Studie hat zudem einen interessanten Effekt bei der verstärkten Einnahme von Vitamin B6 offenbart: Eine hohe Dosierung dieses Wirkstoffs kann das Traumerleben deutlich steigern. Ein anderer Name für das Vitamin B 6 ist "Pyridoxin".

Das Vitamin B7, gelegentlich auch B8 oder Vitamin H benannt, ist wichtig für die Verstoffwechselung von Eiweiß, Kohlenhydrate und Fett. In der normalen Ernährung kommt es auch in Backhefe, Eigelb, Weizenkleie, Spinat und Leber vor. Fehlt es, können eine ganze Reihe von Symptomen als Mangelerscheinungen auftreten. Ein anderer Name für das Vitamin B7 ist das "Biotin".

Nikotinsäureamid: Trotz seines Namens hat die Aufnahme von Nikotinsäureamid nichts mit Tabak oder Rauchen zu tun. Es ist ein wichtiger Botenstoff, welcher zahlreiche Funktionen erfüllt. Dazu zählen Anregung von Appetit, Stabilisierung des Gewichts, Stärkung körperlicher und geistiger Leistungsfähigkeit, gesunder Schlaf, ausgeglichenes Gemüt, Konzentrations- und Merkfähigkeit, gute Verdauung und Vermeidung von Mangelerscheinungen wie z.B. Pellagra.

Ist Manuka Honig ein Naturprodukt?

Manuka Honig ist genauso eine Naturprodukt, wie jeder andere Honig auch. Zu seiner Herstellung werden keine chemischen Mittel eingesetzt. Jedoch ist Manuka Honig ein Produkt, welches erst durch eine menschliche Hilfestellung entstanden ist. Bis zum Mitte des 19. Jahrhunderts gab es in Neuseeland noch keine Stock bildenden Bienen. Lediglich solitär lebende Arten sorgten bis dahin für die Bestäubung der Pflanzen. Mit den Siedlern kamen auch die ersten Imker nach Neuseeland. Die Besonderheiten des Manuka-Honigs wurden dann schnell entdeckt. Manuka-Honig ist also durchaus ein Naturprodukt - mit menschlicher "Geburtshilfe".

Wie schmeckt Manuka Honig?

In den schwächeren Konzentrationen von 100 - 250 MGO ist Manuka-Honig geschmacklich kaum von normalem Bienenhonig zu unterscheiden. Ab 400+ stellt sich allmählich eine bittere Schärfe beim Geschmack ein, die bis 800+ immer deutlicher zu schmecken ist. In seiner stärksten Konzentration wird Manuka Honig von vielen geschmacklich als Nahrungsmittel abgelehnt. Jedoch ist er, besonders in dieser hohen Konzentration, auch kein gewöhnliches Nahrungsmittel mehr, sondern eine hochwirksame, natürliche Arznei.

Wo kann man Manuka Honig kaufen?

Die jährliche Produktion von Manuka Honig liegt bei ca. 1700 Tonnen. Verkauft werden pro Jahr jedoch mehr als 10.000 Tonnen Honig, die als "Manuka" bezeichnet werden. Der Name ist leider nicht geschützt und die enormen Gewinne, die damit erzielt werden, locken Produktfälscher und Kriminelle aller Art an. Zuletzt wurden sogar Bienenstöcke direkt in Neuseeland gestohlen, um an den begehrten Manuka Honig zu kommen. Nicht überall, wo "Manuka" drauf steht ist daher auch tatsächlich der begehrte Honig auch wirklich enthalten.

Das Reformhaus und die Apotheke sind gute und verlässliche Quellen für Manuka Honig. Als Qualitätssiegel gilt die MGO bzw. UMF-Angabe. Auch ein Herkunftsnachweis ist hilfreich. Manuka Honig kommt aus Neuseeland. Chinesischen oder indischen Manuka-Honig gibt es schlichtweg nicht.

Auf der Rückseite des Glases findet sich ein Etikett mit einigen Angaben, welche die Echtheit des Manuka-Honigs bestätigen. Je nach Hersteller werden dabei das Labor benannt, in denen die MGO-Konzentration gemessen wurde. Sogar die Batch-Nummer, also die registrierte Kennziffer des Bienenstocks ist mitunter auf den Etiketten abgebildet.

Umgekehrt sollte man bei bestimmten, blumigen Bezeichnungen

hellhörig werden. "Healing Manuka Honey" oder ähnliches ist Unsinn. Kein seriöser Hersteller würde seinen Manuka Honig so bezeichnen.

Neben der MGO oder UMF Angabe ist auch das Siegel des "Molan Gold Standard" eine vertrauenswürdige Angabe zur Echtheit des Honigs.

Augen behandeln mit Manuka?

Es gibt Fachärzte, die eine Augenbehandlung mit Manuka bzw. Medihoney durchführen. Als Selbstmedikation ist jedoch davon abzuraten. Manuka Honig ist kein anerkanntes Heilmittel, sondern gilt als Nahrungsmittel. Entsprechend sind seine Vorschriften für Sterilität völlig anders als die, die für medizinische Produkte gelten. Was noch als gangbare Behandlung mit Manuka für die Augen in der Selbstmedikation zu empfehlen ist, wäre eine Dampf-Inhalation. Diese kann z.B. bei allergischen Reaktionen helfen, die Symptome von juckenden und brennenden Augen zu lindern.

Nasenbehandlung mit Manuka?

Die Nase ist im Gegensatz zum Auge wesentlich unkritischer bei einer Behandlung. Bei hartnäckigen Infektionen kann eine Spülung mit warmen Wasser und einem Teelöffel Manuka-Honig bereits viel bewirken. Zur direkten Behandlung wird der Manuka Honig mit einem Wattestäbchen in der Nasenhöhle verteilt. Aber bitte erst, nachdem die Nase gründlich gereinigt und gespült wurde. Diese

Prozedur macht man am besten abends, damit der Manuka Honig über Nacht seine Wirksamkeit voll entfalten kann.

Ist Manuka Honig in hoher Dosis gefährlich?

Manuka Honig ist in hohen Dosen nicht gefährlicher, als normaler Honig auch. Als stark zuckerhaltiges Nahrungsmittel können Übelkeit und Sodbrennen eine unmittelbare Folge einer Überdosierung sein. Jedoch ist Manuka Honig nichts, was man löffelweise aus dem Glas zu sich nimmt. In den empfohlenen Dosen verabreicht, geht von Manuka Honig nicht die geringste Gefahr einer Überdosierung aus.

Ist Manuka Honig ungesund?

Manuka Honig besteht zum größten Teil aus Zucker. Als Diabetiker ist er daher ein Nahrungsmittel, das mit Vorsicht genossen oder gänzlich darauf verzichtet werden sollte. Auch hier gilt der Sinnspruch des Paracelsus: Gesund oder Gift ist alleine eine Frage der Dosis. Natürlich kann man sich theoretisch auch mit Manuka-Honig eine Überzuckerung verabreichen. Jedoch ist gerade dieses Naturheilmittel dafür eines der unwahrscheinlichsten Produkte. Über die Gesundheit fördernde Wirkung von Honig besteht jedoch seit Jahrhunderten kein Zweifel.

Vertragen Babys Manuka Honig?

Neben Diabetikern und Menschen mit Fruktose-Intoleranz sind Babys die dritte Gruppe, die nicht Manuka einnehmen sollte. Das

Problem ist dabei aber nicht das Methylglyoxal sondern der Honig selbst. Babys sollten grundsätzlich nicht mit Honig gefüttert werden. Solange der Honig nicht nachweislich sterilisiert wurde, können sich Botulin-Bakterien darin befinden. Die Konzentration dieser gefährlichen Erreger ist in normalem Honig zwar so gering, dass sie bereits für Kleinkinder völlig ungefährlich ist. Babys bis zu einem Jahr können jedoch empfindlich auf das Botulin reagieren. Darum sollte man mindestens ein Jahr warten, bis man seinem Baby Honig, einschließlich Manuka Honig gibt.

Ist Manuka Honig beim Stillen und während der Schwangerschaft unbedenklich?

Manuka Honig kann sowohl während der Schwangerschaft als auch während der Stillzeit von der Mutter eingenommen werden. Sie kann die vollen, der Gesundheit förderlichen, Inhaltsstoffe des Manuka Honigs aufnehmen. Solange das Baby nicht in direktem Kontakt mit dem Manuka Honig kommt, solange besteht auch keine Gefahr für das Kind. Die Mutter wirkt damit sozusagen als Filter, welcher die potentiell enthaltenden Mikroben aus dem Manuka Honig abfängt.

Manuka Honig ist jedoch aufgrund seiner Inhaltsstoffe bereits antimikrobiell. Die Gefahr einer Infektion durch Botulin ist bei Manuka Honig deshalb um ein Vielfaches geringer, als bei herkömmlichen Honig.

Manuka Honig für Hund/Katze/Tiere geeignet?

Manuka Honig ist in der innerlichen wie äußerlichen Anwendung ebenso bei Tieren wirksam, wie bei Menschen. Ein gutes Bandagieren ist jedoch bei Hunden und ggf. Pferden sehr wichtig, da sich diese Haustiere den süßen Honig sonst immer wieder ablecken würden. Bei Katzen ist das etwas weniger problematisch, da sie kein Geschmacksempfinden für Süßes besitzen. Die Dosierung für die innerliche Anwendung ist ähnlich wie beim Menschen: Auf eine Tasse warmes Wasser wird etwa 1 Teelöffel Manuka verrührt und dem Tier zu trinken gegeben. Diese Mixtur kann dem Tier bei Durchfall oder Magenschmerzen eine schnelle und schonende Genesung verschaffen.

Ist grüner Tee zur Verabreichung von Manuka Honig geeignet?

Grundsätzlich spricht nichts dagegen, sich einen grünen Tee mit Manuka Honig zu süßen. Grüner Tee entstammt der gleichen Teepflanze wie der schwarze Tee, wird aber anders behandelt. Er enthält ebenfalls eine Menge an Vitaminen und weiteren gesunden Inhaltsstoffen. Manuka Honig und grüner Tee sind also durchaus eine gegenseitige Ergänzung. Möchte man einen echten Super-Trunk herstellen, kocht man in dem Wasser für den grünen Tee vorher etwas Ingwer aus oder gibt ihn zum Aufguss dazu. Das ganze wird anschließend mit einem Teelöffel Manuka Honig gesüßt, dann können Erkältung oder Magenbeschwerden umfassend bekämpft werden.

Wie lange ist Manuka Honig haltbar?

Manuka Honig wird von den seriösen Anbietern in dunkel lila gefärbten Gläsern geliefert. Das gibt einen Hinweis auf seine richtige Lagerung. Manuka Honig wird

- Dunkel

- Kühl

- Trocken

eingelagert. So gut verstaut, ist er Jahrelang haltbar. Der hohe Zuckeranteil und der Ausschluss von Sauerstoff geben Honig grundsätzlich eine nahezu unbegrenzte Haltbarkeit. Tatsächlich wurde schon Amphoren mit Honig als Grabbeigabe von Pharaonen gefunden, der auch nach Jahrtausenden noch genießbar war.

Dennoch: Sollte ein Glas Manuka Honig mehrere Wochen nicht mehr in Gebrauch gewesen sein, sollte es vor dem neuerlichen Verzehr immer gründlich untersucht werden. Bei Schimmelbefall ist er nicht mehr zu gebrauchen.

Kann man Aloe Vera und Manuka Honig mischen?

Aloe Vera ist der gelartige Saft der dicken Blätter dieser berühmten Heilpflanze. Das kühlende Gel wird schon seit Jahrhunderten zur direkten Wundversorgung eingesetzt. Eine Kombination aus Aloe Vera und Manuka Honig gibt es bereits fertig im Reformhaus zu kaufen. Es hat den Vorteil, dass es preiswerter ist und weniger klebt als der reine Manuka Honig. Eine Mischung aus Aloe Vera und Manuka Honig ist deshalb gut für die äußere Anwendung geeignet. Es kann aber auch ebenso gut in Wasser aufgelöst eingenommen werden.

Was ist Tranzalpine Manuka Honig?

Tranzalpine ist ein neuseeländischer Hersteller von Produkten aus Honig, insbesondere Manuka-Honig. Er zählt zu den zuverlässigsten und hochwertigsten Anbietern dieses Naturheilmittels. Ein Etikett von Transalpine ist besonders vertrauenswürdig und garantiert die Echtheit des Produkts und die Validität der angegebenen Konzentration von Methylglyoxal.

Wie vertragen sich Manuka Honig und Milch?

Honig und Zimt in warmer Milch aufgelöst ist ein traditionelles Beruhigungsmittel und leichter Schlaftrunk. Grundsätzlich ist auch Manuka Honig dafür verwendbar. Im Krankheitsfall sollte Manuka und Milch jedoch getrennt eingenommen werden. Milch hat eine bindende Wirkung für Arzneimittel. Ob das auch für das Methylglyoxal gilt ist noch nicht erwiesen. Dennoch gilt die Empfehlung, bei Erkältungen zunächst einen Teelöffel puren Manuka-Honig langsam zu schlucken. Erst anschließend sollte die warme Milch in kleinen Schlucken getrunken werden. Bei Magenbeschwerden sollte man hingegen ganz auf Milch verzichten.

Wie vertragen sich Manuka Honig und Zimt?

Zimt ist seinerseits ein gutes Naturheilmittel, das gegen zahlreiche Beschwerden eingesetzt werden kann. Das Gute an den Naturheilmitteln ist, dass es kaum unerwünschte Wechselwirkungen zwischen ihnen gibt. Es ist daher eine gute Idee, einen Heiltrunk aus Zimt und Manuka Honig herzustellen. Der Wirksamkeit kann dies nur guttun. Außerdem erhält der Gesundtrunk mit dem Zimt noch eine besonders wohltuende Note. Bei wem wecken den schon der Geruch und der Geschmack nicht die heimeligen, weihnachtlichen Gefühle? Alles, was dem Körper und der Seele wohltut, trägt zur Genesung bei. Darum ist Zimt und Manuka eine gute Kombination.

Darüber hinaus haben Studien gezeigt, dass eine Kombination aus Honig und Zimt Herzerkrankungen vorbeugen kann. Er regt die Selbstreinigungskräfte von Arterien an. Darüber hinaus wurde bereits sein Cholesterin senkende Wirkung nachgewiesen. Werte von bis zu 10% Reduktion können durch die regelmäßige Einnahme von einer Honig-Zimt-Mixtur erreicht werden. Wenn dann auch noch der gute Manuka-Honig verwendet wird, vergrößert sich die Wirksamkeit des Heiltrunks natürlich.

Die Zubereitung ist dabei ganz einfach: 1 Glas lauwarmes Wasser, zwei Esslöffel Manuka-Honig und ein halber, gestrichener Teelöffel Zimt wird gut gemischt und in kleinen Schlucken getrunken. Mehr ist nicht nötig. Bei regelmäßiger Einnahme stellt sich bald ein positiver Effekt ein.

SCHLUSSWORT: MANUKA HONIG - EINE KRITISCHE BETRACHTUNG

Bewusst konsumieren

Es gehört zur Aufgabe eines Verkäufers, die Vorzüge seines Produkts in den Himmel zu loben und die negativen Aspekte weitestgehend auszublenden. Schließlich will man ja sein Produkt verkaufen. Als kritischer und bewusster Konsument sollte man sich aber umfassend informieren, bevor man blindlings jedem Werbeversprechen uneingeschränkt Glauben schenkt.

Wir leben in einer Zeit, in der Konsum und Verantwortung untrennbar miteinander verwachsen. "Alles hat seinen Preis" - das ist weitaus mehr als ein Sprichwort. Mag ein Produkt preiswert und in akzeptabler Qualität beim Verbraucher ankommen - der Preis muss trotzdem gezahlt werden. Billige Angebote bedeuten geringe Margen. Kann der Hersteller seinen Profit nicht über den Gewinn machen, muss es über die billige Herstellung geschehen. Und genau da lauern die Probleme. Ein zu billig hergestelltes Produkt hat immer eine Schattenseite: Ausbeutung menschlicher Arbeitskraft, Einsatz von

Umweltgiften, Zerstörung der Natur und vieles mehr ist der Preis, der für un-bewusstes Konsumieren heute gezahlt werden muss. Jedoch ist ein Umdenken feststellbar: Das verrückt werdende Klima, die treibenden Müllberge auf den Ozeanen, die Entwaldung und der Schwund der Artenvielfalt lässt die Menschen global umdenken. Erstaunlicherweise sind es ausgerechnet die Entwicklungsländer, die hier Pionierarbeit leisten: Immer mehr afrikanische Länder verbieten beispielsweise den Einsatz von Plastiktüten. Der Erfolg zeichnet sich bereits ab: Die Müllberge werden kleiner, die Umwelt wird sauberer. Es besteht also Hoffnung.

Manuka Honig ist in diesem Punkt ein zweischneidiges Schwert. Auf der einen Seite ist es unzweifelhaft ein hoch wirksames Naturheilmittel. Was die Freude über das tolle Produkt aber trübt, sind die weiten Transportwege. Ein Glas Manuka-Honig muss praktisch um den halben Globus transportiert werden, bis es beim Verbraucher in Deutschland landet. Zwar ist die jährliche Tonnage an exportiertem Manuka-Honig im Vergleich zur internationalen Containerschifffahrt zu vernachlässigen. Jedoch: Für sich betrachtet gilt das für fast jedes international vertriebene Produkt. Neben einem fairen Handel, einem biologisch-dynamischen Anbau und einer umweltgerechten Verpackung ist der umweltschonende Transport eine weitere Forderung an das bewusste Konsumieren.

Aber letzten Endes: Ist es wirklich das Problem des Manuka Honig Fans, wenn die Seeschifffahrt immer noch mit Schweröl-Dieselmaschinen betrieben wird? Alternative Konzepte gibt es auch hierfür bereits genug: Schiffe mit Gasantrieb, hochwirksame

Abgasreinigungen, sogar Segelkonzepte werde wieder ins Gespräch gebracht, um die Umweltbelastung durch Containerschiffe zu reduzieren.

Trotzdem: Wo ein Markt ist, ist ein Anbieter. Der Anbau von Manuka in Europa ist schwierig aber nicht unmöglich. Bei anhaltendem Erfolg der Manuka Honig Produkte kann also davon ausgegangen werden, dass die Südseemyrte bald in die Gewächshäuser einziehen wird, um dort zur Gewinnung von Manuka Honig zu dienen. In Deutschland ist dies vielleicht noch zu aufwändig. Aber Griechenland, Spanien und Portugal? Sollte dort jemand auf die Idee kommen, Manuka Honig professionell anzubauen, wäre das ein weiterer Durchbruch für das Produkt. Die Transportwege wären deutlich verkürzt und das Angebot deutlich erhöht - Umweltfreundlichkeit und niedrige Preise schließen sich also nicht zwangsläufig und in jedem Fall aus.

Manuka Honig ist mit Sicherheit ein sehr interessantes Naturheilmittel, das bereits eine breite Anwendbarkeit bewiesen hat. Jedoch sollte man es nicht als Wunderwaffe gegen jede Art von Erkrankung ansehen. Manuka Honig als Krebstherapie anzupreisen ist und bleibt unseriös. Die Pharmazie und Schulmedizin sind kein Gegner der Naturheilkunde. Vielmehr sollte es so sein, dass sich beide Zweige der Heilkunst gegenseitig ergänzen. Manuka Honig und sein Derivat "Medihoney" nimmt hier eine interessante Brückenstellung ein, da es praktisch in beiden Welten zu Hause ist. Dieser Status wird sich mit den weiteren Erkenntnissen der

Forschung noch weiter verstärken.

Doch der beste Manuka Honig hilft nur wenig, wenn der Anwender nicht auf seine Gesundheit achtet. Eine ausgewogene, zuckerarme Ernährung und eine ausreichende Bewegung machen es schon den meisten Zivilisationskrankheiten schwer, sich im Körper fest zu setzen. Die Wunderpille gegen alle Krankheiten ist es nicht und soll es auch nicht sein. Der beste Weg für ein erfülltes und langes Leben ist und bleibt ein bewusstes Leben. Alle Aspekte, von der Ernährung über Bewegung, Sozialverhalten und Konsum, verlangen heute nach einer nachhaltigen und bewussten Auseinandersetzung. Die Zeit des blinden Konsumierens ist definitiv zu Ende. Aber letzten Endes - ist das etwas Schlimmes? Es bedeutet nur, dass wir praktisch unsere Rolle in der Natur ernst nehmen und uns als Teil und nicht mehr als Gegner von ihr wahrnehmen. Das kann nur in unser aller Interesse sein. Wenn der Manuka-Honig hier als Initiator wirken kann, dann hat er schon sehr viel erreicht.

IMPRESSUM

Manuka Honig Helden werden vertreten durch:

Frank Havera LLC
1621 Central Avenue
USA
WY 82001 Cheyenne

Kontakt:

Telefon: 001 (424) 253-0758
Telefax: 001 (424) 253-0758
E-Mail: mail@frankhavera.com

Registereintrag:

Eintragung im Handelsregister.
Registergericht:Wyoming, USA
Registernummer: Filing ID: 2017-000746788

QUELLENANGABE

Müller P, Alber DG, Turnbull L, Schlothauer RC, Carter DA, Whitchurch CB, Harry EJ. Synergism between Medihoney and rifampicin against methicillin-resistant Staphylococcus aureus (MRSA). PLoS One. 2013;8(2):e57679. doi: 10.1371/journal.pone.0057679. Epub 2013 Feb 28. PubMed PMID: 23469049

Adams CJ, Manley-Harris M, Molan PC. The origin of methylglyoxal in New Zealand manuka (Leptospermum scoparium) honey. Carbohydr Res. 2009 May 26;344(8):1050-3. doi: 10.1016/j.carres.2009.03.020. Epub 2009 Mar 21. PubMed PMID: 19368902

Majtan J, Bohova J, Prochazka E, Klaudiny J. Methylglyoxal may affect hydrogen peroxide accumulation in manuka honey through the inhibition of glucose oxidase. J Med Food. 2014 Feb;17(2):290-3. doi: 10.1089/jmf.2012.0201. Epub 2013 Nov 5. PubMed PMID: 24192110

Roberts AE, Maddocks SE, Cooper RA. Manuka honey reduces the motility of Pseudomonas aeruginosa by suppression of flagella-associated genes. J Antimicrob Chemother. 2015 Mar;70(3):716-25. doi: 10.1093/jac/dku448. Epub 2014 Nov 16. PubMed PMID: 25404649

Alzahrani HA, Alsabehi R, Boukraâ L, Abdellah F, Bellik Y, Bakhotmah BA. Antibacterial and antioxidant potency of floral honeys from different botanical and geographical origins. Molecules. 2012 Sep 4;17(9):10540-9. doi:10.3390/molecules170910540. PubMed PMID: 22948516

Müller P, Alber DG, Turnbull L, Schlothauer RC, Carter DA, Whitchurch CB, Harry EJ. Synergism between Medihoney and rifampicin against methicillin-resistant Staphylococcus aureus (MRSA). PLoS One. 2013;8(2):e57679. doi: 10.1371/journal.pone.0057679. Epub 2013 Feb 28. PubMed PMID: 23469049

Kwakman PH, te Velde AA, de Boer L, Speijer D, Vandenbroucke-Grauls CM, Zaat SA. How honey kills bacteria. FASEB J. 2010 Jul;24(7):2576-82. doi:10.1096/fj.09-150789. Epub 2010 Mar 12. PubMed PMID: 20228250

Medhi B, Avti PK, Saikia UN, Pandhi P, Khanduja KL. Effect of different doses of Manuka honey in experimentally induced inflammatory bowel disease in rats. Phytother Res. 2008 Nov;22(11):1511-9. doi: 10.1002/ptr.2523. PubMed PMID: 18688794

https://de.wikipedia.org/wiki/Manuka-Honig, abgerufen am 01.09.2018

http://www.manuka-neuseeland.info, abgerufen am 01.09.2018

Printed in Germany
by Amazon Distribution
GmbH, Leipzig

16329711R00095